HECTINE

ET

HECTARGYRE

dans le

TRAITEMENT GÉNÉRAL DE LA SYPHILIS ET DES AFFECTIONS PARASYPHILITIQUES

par le Dr SCHOULL

Ex Médecin Chef de l'Hôpital civil français de Tunis
Lauréat de l'Académie de Médecine

PARIS

A. MALOINE, ÉDITEUR

25-27, RUE DE L'ÉCOLE-DE-MÉDECINE, 25-27

1911

HECTINE

ET

HECTARGYRE

dans le

TRAITEMENT GÉNÉRAL DE LA SYPHILIS
ET DES AFFECTIONS PARASYPHILITIQUES

par le Dr SCHOULL

Ex Médecin Chef de l'Hôpital civil français de Tunis
Lauréat de l'Académie de Médecine

PARIS

A. MALOINE, ÉDITEUR

25-27, RUE DE L'ÉCOLE-DE-MÉDECINE, 25-27

1911

TABLE DES MATIÈRES

                                                             PAGES

Historique du traitement arsenical de la syphilis..   3 à 6

Arsénio-thérapie de la syphilis, étude chimique de l'HECTINE.................................... 7 à 13

Toxicité et contre-indication de l'HECTINE......... 13 à 18

Action physiologique de l'HECTINE .... 18 à 21

Action tréponémicide de l'HECTINE, son influence sur la réaction de Wassermann 21

Modes d'administration et posologie de l'HECTINE.. 22 à 24

HECTARGYRE.................................... 25 à 28

Traitement local du chancre syphilitique.......... 29 à 33

Technique des injections locales d'HECTINE........ 33 à 35

HECTINE et HECTARGYRE dans les accidents primaires 35 à 38

»   »   »   » secondaires 39 à 43

»   »   dans les syphilides cutanées généralisées............. 44 à 48

»   »   dans la céphalée spécifique. 49 à 52

»   »   dans la syphilis tertiaire... 53 à 60

»   »   dans la syphilis maligne... 61 à 62

»   »   dans la syphilis héréditaire infantile.................. 63 à 64

»   »   dans la syphilis oculaire .. 65 à 68

»   »   dans la syphilis nerveuse.. 69 à 80

»   »   dans la syphilis aortique... 81

»   »   dans la tuberculose........ 82 à 88

»   »   dans le paludisme........ 89

Conclusions.................................... 90 à 94

Bibliographie.................................. 95 à 96

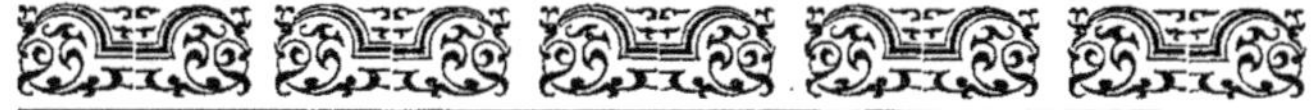

INTRODUCTION

HISTORIQUE

du

TRAITEMENT ARSENICAL de la SYPHILIS

L'action curative de l'arsenic est connue depuis la plus haute antiquité. A l'époque gallo-romaine, les sulfures d'arsenic servaient au traitement des ulcères de mauvaise nature : la sandaraque, ou sulfure rouge, avait la préférence; plus tard, ce fut le sulfure jaune ou orpiment.

C'était aussi un sulfure d'arsenic qui formait le principe actif de la mixture de Lansfranc, mixture qui fit merveille dans le traitement d'ulcères de la verge, qu'il y a tout lieu de croire spécifiques : on recommandait d'ailleurs de n'en user qu'avec modération, par crainte d'intoxication arsenicale.

On pense assez généralement que les tisanes de Vigarous, de Feltz, celle dite de Lisbonne, ainsi que le remède d'Arnould, la décoction Lusitanienne, la tisane de Vinaches, autrefois d'un emploi si fréquent et dont l'efficacité a été si souvent constatée dans le traitement des vieilles syphilis qui avaient résisté au mercure, doivent principalement cet avantage à l'arsenic qui entre dans leur composition.

Enfin, on a rapporté des cas de véroles chroniques et des plus rebelles, où la force modificatrice des sudorifi-

ques tels que : salsepareille, gaïac, squine, sassafras, a pu
être augmentée notamment par l'addition d'un vingt-qua-
trième ou d'un dix-huitième de grain d'oxyde d'arsenic
par jour.

Vers 1850, WALCHNER, constata la minéralisation arsenicale des eaux thermales de Wiesbaden, déjà recom-
mandées depuis longtemps aux syphilitiques. De même,
en France, notre station de la Bourboule, qui rend de
si grands services dans le traitement de la syphilis, possède des eaux riches en algues, lesquelles contiennent
1 gr. 37 d'acide arsenique pour 100 grammes de matière
végétale desséchée, et leur minéralisation totale par litre
correspond à 0 gr. 02847 d'arséniate de soude (Choussy-
Perrière); le litre équivalant ainsi à XXI gouttes de liqueur
de Fowl r.

De même, les eaux d'Uriage, qui contiennent 0 mgr. 4
d'arséniate de soude par litre, constituent un auxiliaire
énergique du traitement mercuriel, ainsi, d'ailleurs, que
les sulfurées sodiques de Cauterets qui renferment des tra-
ces d'arsenic.

Mais ce n'est guère qu'au début du XIXe siècle, que l'arsenic fut systématiquement employé dans le traitement de
la vérole. BIETT utilisa l'arséniate d'ammoniaque et obtint
de bons résultats. Il prescrivait aussi un mélange d'iode et
d'arsenic.

En 1839, DONOVAN, professeur de chimie et de pharmacie à Dublin, proposa d'employer la combinaison d'iodure
de mercure et d'iodure d'arsenic. Il existe de nombreuses
formules de cette solution, voici la plus connue et la plus
employée :

Iodure d'arsenic, 0 gr. 20 ; Biiodure de Hg, 0 gr. 40 ;
Iodure de potassium, 4 gr. ; Eau distillée, 125 gr.

Chaque gramme contient 0 gr. 0015 d'iodure d'arsenic
et 0 gr. 003 de biiodure de Hg. On donne de IV à C gouttes.

FOURNIER rapporte que RICORD, en 1856, administrait
couramment cette solution à ses malades. La formule de
Donovan est très répandue et existe dans tous les formu-
laires sous ce nom et sous celui de Donovan-Ferrari.

MAURIAC employait couramment l'arséniate associé à
l'iodure.

Mais l'arsenic, ainsi administré, est surtout un auxiliaire
du mercure. On ne le donnait pas, du reste, comme antisyphilitique mais comme améliorant le terrain ou favori-

sant la tolérance de l'iodure pour MAURIAC; ou encore on disait vaguement que l'administration de l'arsenic aidait l'absorption du mercure, sans expliquer d'ailleurs par quel mécanisme.

MERCHESCHI a indiqué l'heureuse influence, dans les syphilis malignes rebelles au mercure, des injections sous-cutanées d'arséniate de soude, en solution à 1 0/0, associées à une médication iodurée interne et à un traitement local. Là encore, cet auteur invoque l'amélioration de l'hématopoèse et de l'état général, rendant les malades capables de tolérer le mercure.

M. le professeur A. GAUTIER, à qui revient le mérite de l'introduction de l'arsenic organique en thérapeutique, dit avoir obtenu de bons résultats avec le cacodylate de soude dans la syphilis. Mais ce fut, croyons-nous, le Dr BROCQ, qui fut le premier syphiligraphe à bien mettre en valeur l'action adjuvante du cacodylate de soude dans le traitement mercuriel de la syphilis.

M. le Dr DANLOS a également montré cette action adjuvante.

A l'heure actuelle, le laboratoire et la clinique ont démontré que certains arsenicaux organiques exercent une action curative incontestable dans quelques maladies parasitaires (spirilloses, trypanosomiases). C'est l'efficacité de ces dérivés arsenicaux organiques dans les maladies à trypanosomes, et en particulier la *maladie du sommeil,* qui a incité à les employer contre l'agent de la syphilis dont SCHAUDINN a montré les rapports étroits avec les trypanosomes.

ATOXYL. — L'*atoxyl,* découvert par BECHAMP, à Montpellier, en 1863, est le sel monosodique de l'acide para-aminophénylarsinique (ou acide arsanilique); introduit en thérapeutique par le Dr BLUMENTHAL, il fut employé pour la première fois dans la maladie du sommeil, par le Dr THOMAS, médecin anglais. En 1907, divers expérimentateurs français et allemands (SALMON, UHLENHUTH), se basant sur la parenté des Tréponèmes et des Trypanosomes, employèrent avec succès l'atoxyl dans la syphilis.

Malheureusement, cette médication a provoqué de nombreux cas de cécité complète et même de mort. M. COPPEZ, de Bruxelles, a montré que l'atoxyl, même à très faibles doses, de 0 gr. 05 à 0 gr. 10, était capable de provoquer la cécité

Toutefois l'atoxyl, bien qu'ayant provoqué de nombreux accidents, eut l'avantage de démontrer d'une façon

éclatante, l'action spécifique de certains composés arsenicaux dans la syphilis et de diriger les recherches dans
une voie nouvelle

C'est ainsi que l'arsacétine, obtenue par EHRLICH en
acétylant l'atoxyl, fut préconisée par NEISSER en Allema-
gne, comme tout aussi active et beaucoup moins toxique
que l'atoxyl. Si quelques auteurs ont pu l'employer impu-
nément à des doses de 0 gr. 40 à 0 gr. 60, administrées à
plusieurs reprises, d'autres ont montré que son emploi pouvait se compliquer d'accidents graves, et en particulier de
cécité. BACKERS, d'Iéna, notamment, a constaté quelques
lésions oculaires chez ses malades, et il signale deux
cas d'amaurose complète observés par IVERSEN et RUETE
après l'emploi de l'arsacétine. Le même auteur rapporte
que chez dix malades traités par ce médicament, il y
a constaté une albuminurie survenant quelquefois dès la
première injection.

Enfin, DELLA FAVERA a signalé également deux cas
d'amaurose, mais développés, paraît-il, chez des sujets
présentant antérieurement des lésions du fond de l'œil.
Quoi qu'il en soit, l'arsacétine paraît à peu près aussi dangereuse que l'atoxyl.

M. le Dʳ MOUNEYRAT a fait faire un grand progrès à
la thérapeutique arsenicale de la syphilis en découvrant
l'*Hectine*, dont M. le Dʳ BALZER, médecin de l'hôpital Saint-
Louis, a fait l'étude thérapeutique.

Ce nouveau dérivé arsenical, à peu près inoffensif, très
maniable, extrêmement bien toléré, ne présente aucun des
inconvénients précédemment notés, tout en possédant cependant contre la vérole une activité de premier ordre,
ainsi que l'ont montré des observations déjà nombreuses
de MM. BALZER, MILIAN, HALLOPEAU, GAUCHER, FOUQUET,
BARBIER, etc., qui ont, les premiers, procédé à son étude
clinique, non seulement dans les cas de syphilides secondaires ou tertiaires parfois rebelles à la cure mercurielle,
mais aussi dans le traitement local de la période primaire
et la cure abortive de la maladie.

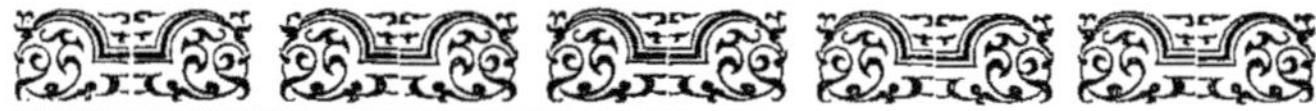

HECTINE

(BENZO-SULFONE-PARA-AMINOPHENYLARSINATE DE SOUDE)

ARSÉNIO-THÉRAPIE dans la SYPHILIS

Le Dr A. Mouneyrat, qui étudie depuis plusieurs années cette question de l'arsenio-thérapie dans la syphilis, a résumé une partie de ses recherches dans le *Journal de la Médecine interne* (numéros du 27 septembre et 10 octobre 1910) ; c'est un extrait de ce travail que nous reproduisons ici, afin de bien montrer que l'*Hectine* (et son sel mercuriel l'*Hectargyre*) n'est pas une découverte due au hasard, mais le résultat de longues et patientes recherches conduites à la lumière de la synthèse chimique et de la médecine expérimentale.

« Guidé, dit le Dr Mouneyrat, par cette considération que seul le hasard a fait employer l'atoxyl dans la maladie du sommeil et plus tard par analogie dans la syphilis, nous avons pensé que, grâce aux moyens puissants que nous donne la chimie organique moderne nous pourrions, après avoir découvert les causes d'activité tréponémicide de l'atoxyl, arriver par synthèse à des corps arsenicaux organiques, doués d'un maximum d'activité antisyphilitique et d'un minimum de toxicité. Nous avons été, en outre, encouragé dans cette voie par ce fait que l'on pouvait, avant d'apporter les corps à l'expérimentation clinique, étudier (pour avoir au moins une idée approximative de leur valeur) leur action :

1° In vitro, à l'aide de l'ultramicroscope, sur les tréponèmes ;

2° In vivo, sur les singes et les lapins infectés de virus syphilitique humain.

Ce sont les notions essentielles acquises par nous durant plusieurs années de recherches dans ce domaine de l'arsenio-thérapie dans la syphilis, que nous exposerons, en partie, brièvement ici. »

Voici les questions qu'au début de nos recherches nous nous sommes posées et que nous avons cherché à résoudre:

a) Quels sont, dans l'atoxyl, les groupements atomiques qui communiquent à ce corps son action antisyphilitique?

b) Ces groupements étant déterminés, sont-ils les seuls possibles? Autrement dit, ne peut-on pas faire des corps arsenicaux nouveaux, doués d'un maximum d'activité antisyphilitique?

c) Recherche des meilleurs groupements à fixer sur l'arsenic, afin d'obtenir des corps arsenicaux nouveaux doués d'un maximum d'action tréponémicide.

d) Etant en possession d'une molécule arsenicale organique possédant un maximum d'activité, comment la désintoxiquer sans lui faire perdre sa spécificité vis-à-vis du virus syphilitique?

a) Recherche des groupements actifs de l'atoxyl. — On sait que l'atoxyl est le sel monosodique de l'acide paraaminophénylarsinique (ou acide arsanilique)

$$AzH^2 - C^6H^4 - As \underset{(4)}{\overset{/OH}{\underset{\backslash OH}{\Leftarrow O}}}$$
$$(1)$$

et qu'il répond à la constitution suivante :

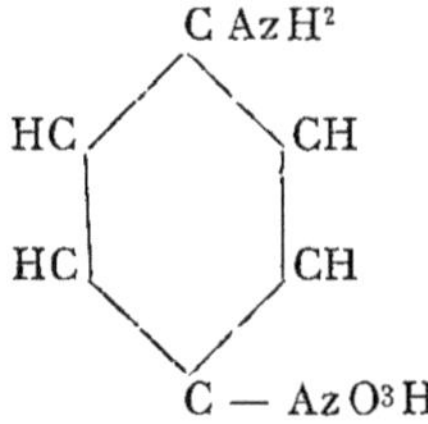

c'est en somme de l'acide arsénieux ou arsénique,

$$\underset{(1)}{H-As} \overset{/OH}{\underset{\backslash OH}{\Leftarrow O}} \qquad \underset{(2)}{OH-AS} \overset{/OH}{\underset{\backslash OH}{\Leftarrow O}}$$

Acide arsénieux.   Acide arsénique.

dans lesquels l'atome d'hydrogène numéroté (1) dans l'acide arsénieux et l'oxydrile (2) dans l'acide arsénique sont remplacés par le reste (AzH² — C⁶H⁴ —), fixé par l'intermédiaire du noyau benzénique (Phényl), en position para sur l'arsenic. Est-ce l'aniline ou le reste arsinique

$$-As \Big\langle\!\!\begin{matrix} OH \\ = O \\ OH \end{matrix}$$

qui sont actifs dans l'atoxyl? L'aniline, même à dose toxique, n'amène aucune guérison. Quant à l'acide arsénieux, ou plutôt l'arsénite de soude, il guérit les animaux, mais la dose curative se rapproche de la dose toxique et se confond souvent avec elle ; l'arséniate de soude est moins actif que l'arsénite de soude.

Il ressort donc de ces premières recherches que c'est le reste arsinique

$$(-As \Big\langle\!\!\begin{matrix} OH \\ = O \\ OH \end{matrix})$$

qui communique à l'atoxyl son activité ; mais je m'empresse d'ajouter que l'aniline, bien qu'inactive prise isolément, donne en se combinant avec l'acide arsénique un corps (atoxyl) plus actif et moins toxique que l'acide arsénieux et à plus forte raison l'acide arsénique. Quelle explication donner à cette constatation ? Aucune d'irréfutable ; c'est un fait, nous n'avons qu'à l'enregistrer.

Nous venons de voir que dans la molécule d'atoxyl l'arsenic est nécessaire, mais qu'il n'est pas suffisant à lui seul pour amener la guérison sans nuire à la vie. Quel est donc, dans l'aniline (AzH² — C⁶H⁵), le groupement indispensable? C'est le noyau benzénique (ou Phényl comme on dit encore), car si nous prenons l'acide phénylarsinique :

$$C^6 H^5 - As \Big\langle\!\!\begin{matrix} OH \\ = O \\ OH \end{matrix}$$

ou ses homologues (à noyau aromatique), tous ces corps sont curatifs, à doses plus élevées cependant que les amines correspondantes. Le méthylarsinate de soude, à doses plus élevées que les acides aromatiques, amène quelquefois des guérisons; le cacodylate de soude est moins actif. En ce qui concerne la toxicité (c'est toujours le cobaye qui nous a servi, parce que c'est l'animal à sang chaud qui nous a paru le plus sensible aux arsenicaux, tout en étant assez gros pour éviter les fortes erreurs dans l'estimation des doses toxiques) l'acide méthylarsinique est beaucoup moins toxique que l'acide phénylarsinique ; ce dernier moins que ses homologues, l'acide naphtylarsinique, par exemple. En un mot, nous pouvons dire que ce sont les acides arsiniques, répondant aux formules générales

$$H - As \underset{\backslash OH}{\overset{\diagup OH}{= O}} \qquad CH^3 - As \underset{\backslash OH}{\overset{\diagup OH}{= O}} \qquad M - As \underset{\backslash OH}{\overset{\diagup OH}{= O}}$$

Acide hydro-arsinique ou   Acide méthylarsinique.   Acides arsiniques aroma-
Acide arsénieux.   tiques. M désigne un ra-
dical aromatique quelcon-
que (phényl, naphtyl, etc.).

qui possèdent le maximum d'activité tréponémicide ; cette activité étant plus élevée avec les acides aromatiques qu'avec les acides gras. En ce qui concerne la toxicité, celle de l'acide arsénieux est plus élevée que celle des acides organiques ; parmi ces derniers, ceux renfermant des restes gras sont moins toxiques que ceux contenant des noyaux aromatiques. Nous croyons pouvoir dire, d'ores et déjà, bien que nos expériences ne soient pas entièrement terminées, que la toxicité de ceux-ci (et très probablement aussi leur activité) croît avec le poids moléculaire du noyau aromatique M.

Le groupe AzH² dans les arsanilates ne fait qu'augmenter l'activité thérapeutique des acides arsiniques aromatiques; autrement dit, les arsanilates ont, grâce à lui, leurs doses thérapeutiques plus en dessous des doses toxiques que les acides arsiniques aromatiques correspondants. La toxicité des arsanilates aromatiques suit les mêmes lois que celle des acides arsiniques correspondants.

b) Le groupement AzH² est-il le seul capable d'exalter l'activité des acides arsiniques aromatiques ? Non, le groupement fonctionnel AzH² peut, en effet, être remplacé par un oxydrile; l'on obtient ainsi des corps répondant à la formule générale

$$HO - M - As \underset{\backslash OH}{\overset{\diagup OH}{= O}}$$

$$\text{Exemple :} \qquad OH - C^6H^5 - As \underset{\backslash OH}{\overset{\diagup OH}{= O}}$$

Acide hydroxyphénylarsinique.

leur toxicité et leur puissance curative suivent les mêmes lois que les arsanilates.

Si dans les acides amino ou hydroxyarsiniques on remplace un atome d'hydrogène du noyau M par un halogène (chlore ou iode), pour avoir des corps du type

$$\underset{\displaystyle AzH^2 - M - As}{\overset{\displaystyle Cl}{\big|}} \overset{\displaystyle OH}{\underset{\displaystyle OH}{\diagup\!\!= O}} \quad \text{ou} \quad \underset{\displaystyle HO - M - As}{\overset{\displaystyle Cl}{\big|}} \overset{\displaystyle OH}{\underset{\displaystyle OH}{\diagup\!\!= O}}$$

on accroît l'activité de ces corps ; cette activité et la toxicité suivent les mêmes lois que les acides amino ou hydroxy correspondants. Il est évident qu'on peut, sur une même molécule, fixer au noyau aromatique, en même temps qu'un ou plusieurs groupes amino (AzH^2) un ou plusieurs groupes oxydrile. Exemple :

$$\underset{\diagup\atop \textstyle AzH^2}{OH - C^6H^3 - As} \overset{OH}{\underset{OH}{\diagup\!\!= O}}$$

Acide hydroxyaminophénylarsinique.

ou bien à la fois un groupe amino, un oxydrile et un halogène ou plusieurs de ses groupements. Exemple :

$$\underset{\diagup\quad\diagdown\atop \textstyle AzH^2 \quad I}{OH - C^5H^2 - As} \overset{OH}{\underset{OH}{\diagup\!\!= O}}$$

Acide hydroxyiodoroaminophénylarsinique.

En remplaçant dans le noyau aromatique des acides arsaniliques un atome d'hydrogène par un reste carboxyle (CO^2H) on abaisse l'activité de ces corps. L'acide antranilique

$$\underset{\diagup\atop \textstyle CO^2H}{AzH^2 - C^6H^3 - As} \overset{OH}{\underset{OH}{\diagup\!\!= O}}$$

est moins toxique que l'atoxyl, mais aussi moins actif. Il en est de même des corps ayant une fonction acide libre rattachée à l'azote du groupe amino, exemple l'acide glycocolle phénylarsinique.

$$CO^2H - CH^2 - AzH - C^6H^4 - As \overset{OH}{\underset{OH}{\diagup\!\!= O}}$$

est moins actif que l'acide paraaminophénylarsinique.

$$AzH^2 - C^6H^4 - As \overset{OH}{\underset{OH}{\diagup\!\!= O}}$$

Si on met une chaîne latérale grasse, méthyl, éthyl, etc., à la place d'un atome d'hydrogène du noyau aromatique, on abaisse également l'activité; si ces mêmes chaînes remplacent les atomes d'hydrogène du groupe AzH^2, la toxicité du corps est augmentée, sans que l'activité en soit accrue.

En résumé, le Dr A. MOUNEYRAT, le premier, a trouvé que les molécules arsenicales actives répondent aux formules générales suivantes :

$$\begin{array}{c} (OH)^m \\ (A_3H^2)^n \\ (ha)^p \end{array} \Big> C^6H \overset{(5-m+n+p)}{\rule{4cm}{0.4pt}} As \Big<\begin{array}{c} OH \\ O \\ OH \end{array}$$

ou

$$\begin{array}{c} (OH)^m \\ (AzH^2)^n \\ (ha)^p \end{array} \Big> C^6H \overset{(5-m+n+p)}{\rule{3cm}{0.4pt}} As = As - C^6H \overset{(5-m+n+p)}{\Big<}\begin{array}{c} (OH)^m \\ (AzH^2)^n \\ (ha)^r \end{array}$$

suivant qu'on s'adresse aux acides arsiniques ou à leurs arsénos. Sous le nom d'arsénos on désigne des corps dépourvus d'oxygène à l'arsenic. Cette classe de composés a été découverte, il y a déjà longtemps, en 1880, par LACOSTE et MICHAELIS, qui ont alors préparé et étudié les propriétés de plusieurs arsénobenzols.

[Dans ces formules, *m*, *n*, *p* peuvent séparément avoir des valeurs pouvant être égales à 0, à 1 ou supérieures à 1; *ha* désigne un halogène chlore ou iode.]

On voit, par l'examen de ces formules types actives, qu'il y a toujours le groupement Arsenphényl

$$[C^6H^5 - As]$$

c'est-à-dire un noyau aromatique fixé à l'arsenic.

De ses recherches, le Dr A. MOUNEYRAT a déduit la loi suivante :

« La présence de l'arsenic dans une molécule arsenicale organique n'est pas suffisante pour imprimer à cette molécule une action curative dans la maladie du sommeil, la syphilis, les spirilloses en général; il faut, pour qu'une telle molécule soit douée de propriétés trypanosomicides et spirillocides, qu'elle contienne un noyau aromatique (et un seul) directement rattaché à l'atome d'arsenic; autrement dit, il faut que l'atome d'arsenic et le noyau aromatique échangent réciproquement une valence. »

Il ressort donc, grâce à cette loi, qu'un corps arsenical organique, pour être spirillocide, doit renfermer une ou plusieurs fois le radical ($C^6H^5 - $ As) Arsenphényl.

Cette loi élimine les cacodylates et méthylarsinates et

de fait l'expérience démontre que leur action antisyphilitique est très faible.

M. Mouneyrat est ainsi arrivé à créer tout une série
nouvelle de corps extrêmement actifs vis-à-vis des Tréponèmes et très peu nocifs pour nos cellules. Ce sont ces
corps qu'il a désignés sous le nom d'*Hectines* et leurs sels
mercuriels sous celui d'*Hectargyres*.

Le plus simple de ces corps est l'*Hectine* ou benzosul-
foneparaaminophenylarsinate de soude :

$$C^6H^5 - So^2 - H - C^6H^4 - As \underset{\diagdown O\ Na}{\overset{\diagup OH}{=\!=\ O}}$$

et son sel mercuriel *Hectargyre* ou benzosulfoneparaami-
nophenylarsinate de mercure :

$$C^6H^5 - So^2 - C^6H^4 - As \underset{\diagdown\ O\ \diagup}{\overset{\diagup OH}{=\!=\ O}} Hg \underset{\diagdown\ O\ \diagup}{\overset{OH\diagdown}{O\ =\!=}} C^6H^4 - So^2 - C^6H^5$$

C'est l'étude physiologique et clinique de ces deux corps
qui va faire l'objet du présent travail.

TOXICITÉ

Nous venons de voir, précédemment, comment M. Mouneyrat, partant d'un corps très toxique, l'atoxyl, est
parvenu, suivant le mot de Bouyer, « à laisser là son
venin pour n'utiliser que ses vertus » et à faire la synthèse
de l'*Hectine*.

Et d'abord, existe-t-il un rapport entre la toxicité d'un
corps et sa teneur en arsenic ; autrement dit, un corps
arsenical est-il plus ou moins toxique parce qu'il renferme
plus ou moins d'arsenic? M. Mouneyrat a montré qu'il
n'existe aucun rapport entre la toxicité d'un corps (et très
probablement son action thérapeutique) et sa teneur en
arsenic. En voici quelques preuves :

Dans le tableau ci-joint, on a rangé quelques corps
arsenicaux avec leurs formules de constitution (en ne
tenant pas compte, pour la facilité des calculs, de l'eau
de cristallisation), leurs poids moléculaires, leur pourcentage en arsenic, et leur toxicité pour 1 kilo de cobaye vi-
vant (cette toxicité étant comptée de 1 à 8 jours après l'injection).

Arsénite de soude:

Poids moléculaire, 160
Teneur en arsenic, 46 % } *Toxicité moyenne pour 1 kilogr. de cobaye comptée de 1 à 8 jours après l'injection sous-cutanée.* 0 gr. 013

Arséniate de soude :

Poids moléculaire, 185
Teneur en arsenic, 40 % } 0 gr. 013

Cacodylate de soude :

Poids moléculaire, 160
Teneur en arsenic, 46 % } 0 gr. 25

Méthylarsinate de soude (Arrhénal) :

Poids moléculaire, 160
Teneur en arsenic, 40 % } 0 gr. 20

Paraaminophénylarsinate de soude (Atoxyl):

Poids moléculaire, 239
Teneur en arsenic, 31 % } 0 gr. 07

Dioxydiaminoarsénobenzol :

Poids moléculaire, 366
Teneur en arsenic, 40 % } 0 gr. 08

Benzo sulfone paraaminophénylarsinate de soude (Hectine) :

Poids moléculaire, 380
Teneur en arsenic, 19 % } 0 gr. 14

NOUS POUVONS EXPRIMER CE TABLEAU
D'UNE AUTRE FAÇON :

Teneur en arsenic (p. 0/0) des divers corps arsenicaux :

Arsénite de soude	46 0/0
Arséniate de soude	40 —
Méthylarsinate de soude	40 —
Cacodylate de soude	46 —
Atoxyl	31 —
Dioxydiaminoarsénobenzol	40 —
Hectine	19 —

Pour tuer un kilo de cobaye, il faut administrer par voie sous-cutanée en moyenne :

0 gr. 013 d'arsénite de soude.
0 gr. 013 d'arséniate de soude.
0 gr. 20 de méthylarsinate de soude.
0 gr. 25 de cacodylate de soude.
0 gr. 07 d'atoxyl.
0 gr. 08 de dioxydiaminoarsénobenzol.
0 gr. 14 d'hectine.

Ces tableaux sont très instructifs; on voit, par exemple, l'arsénite de soude et le cacodylate de soude qui renferment la même quantité d'arsenic (46 0/0) et dont la toxicité est essentiellement différente. Pour tuer un kilo de cobaye, il suffit, en effet, de 0 gr. 013 d'arsénite de soude, tandis qu'il faut 0 gr. 25 environ de cacodylate de soude (soit vingt fois plus que d'arsénite de soude). Voici également le méthylarsinate de soude et le dioxydiaminoarsénobenzol qui renferment la même quantité d'arsenic (40 0/0); or, pour tuer un kilo de cobaye, il suffit de 0 gr. 08 de dioxydiaminoarsénobenzol (tandis qu'il faut environ 0 gr. 20 de méthylarsinate de soude).

Bref, on voit qu'il n'y a aucune relation entre la toxicité, l'action thérapeutique d'un corps arsenical et sa teneur en arsenic.

Les chiffres du tableau montrent que les arséniates sont infiniment plus toxiques que les nouveaux dérivés arsenicaux organiques.

Avec les composés arsenicaux minéraux, on obtient souvent de bons résultats avec des doses moyennes de un à deux centigrammes dans les syphilis superficielles, médiocres dans les syphilides ulcéreuses, et pour obtenir des résultats analogues à ceux obtenus avec l'*Hectine*, il faudrait employer probablement des doses plus fortes, cinq centigrammes, dix centigrammes et plus, certainement dangereuses pour maints individus.

Avec les composés minéraux, l'action anti-parasitaire ne semble donc pouvoir être obtenue qu'avec des doses élevées, para-toxiques, et dont le danger est évident. On ne compte plus, à l'heure actuelle, les cas d'amaurose définitive et même de mort dus à l'atoxyl qui ont été publiés. Et ceci suffit, à notre avis, à en condamner l'emploi à titre d'agent spécifique exclusif, au moins d'une façon habituelle.

L'*Hectine* est jusqu'à présent, de tous les composés arsenicaux solubles expérimentés en France et à l'étranger, celui qui donne le maximum de résultats avec le minimum d'inconvénients; sa tolérance est parfaite et sa toxicité extrêmement faible.

Toxicité chez l'homme. — L'homme, soit en injections hypodermiques, soit par la voie buccale, supporte très bien l'*Hectine*.

Comme on le verra par la suite, des doses élevées de 8 à 10 grammes absorbées en moins de deux mois n'ont jamais provoqué d'intolérance ni de troubles oculaires.

On a pu injecter à plusieurs reprises, chez le même malade, des doses m ssives de 0 gr. 60 d'*Hectine,* sans jamais voir apparaître le moindre symptôme d'intolérance ni le moindre trouble circulatoire.

Quoi qu'il en soit, chez les vieux artério-scléreux, les cardiopathes, ou les tuberculeux en imminence d'hémoptysie, l'*Hectine* doit être, non pas contre-indiquée, mais administrée avec prudence.

Si quelques troubles passagers ont pu être observés avec l'*Hectine,* il semble qu'en dehors de la vulnérabilité toujours possible de quelques sujets, il faille incriminer une médication par trop énergique et des dosages trop élevés. Les troubles de l'ouïe avec vertiges et bourdonnements, indiquent une saturation du malade et commandent l'arrêt du médicament.

Quant aux troubles oculaires, sur plus de cent trente mille malades traités par l'*Hectine,* on n'en connaît que deux cas légers et passagers. On doit même dire que les observations publiées à ce sujet sont très discutables.

Ces manifestations ayant été très légères et très fugaces, ne les a-t-on pas notées sous l'influence de craintes suggérées par le souvenir des graves méfaits de l'atoxyl et de l'arsacétine.

« Je ne crois pas, pour ma part, a dit M. HALLOPEAU, à la réalité de ces phénomènes d'intolérance; on peut attribuer à une suggestion ces troubles fugaces de la vue qu'ont pu présenter deux malades, et pour ce qui est des hémicranies passagères avec vaso-dilatation, elles ressemblent bien à des migraines. J'ai, pour ma part, fait plusieurs fois jusqu'à trente injections consécutives de 0 gr. 20 de ce médicament, sans jamais provoquer d'accidents. »

On peut donc conclure, en toute impartialité, que l'*Hectine* est loin de posséder une toxicité comparable aux autres dérivés arsénicaux employés contre la syphilis et que si des phénomènes d'intolérance ont pu être observés, ils sont dus, soit à l'administration de doses fortes et répétées trop fréquemment, soit à l'idiosyncrasie du sujet.

CONTRE-INDICATION

En nous basant sur le nombre considérable d'injections d'*Hectine* et d'*Hectargyre* pratiquées jusqu'à ce jour (plus de quatre millions cinq cent mille, soit environ cent trente à cent cinquante mille malades soignés), avec les plus grands succès, nous pouvons affirmer que ces nouveaux dérivés arsenicaux antisyphilitiques, à l'inverse de tous ceux présentés jusqu'ici, n'exercent aucune action fâcheuse sur la température, le rein, les viscères et l'*œil normal*. Leur tolérance est donc aussi parfaite et aussi satisfaisante que possible, et l'on peut dire que les contre-indications qu'ils présentent sont rares. Néanmoins, comme notre désir le plus vif est de donner au médecin le plus de renseignements possible, nous résumerons brièvement ici les précautions que, par mesure d'extrême prudence, nous lui conseillons de prendre; ces précautions sont, du reste, à peu de chose près, celles qu'il a coutume d'oberver dans l'emploi des sels de mercure déjà employés.

Tout d'abord l'on se préoccupera du bon fonctionnement des émonctoires; on s'assurera en particulier que le malade n'a pas de néphrites; dans ce dernier cas, il faudra s'assurer de l'élimination par des dosages fréquents d'albumine. Nous croyons, en outre, que, dans les cas de néphrites, l'*Hectine* sera mieux tolérée que le mercure.

Tous les arsenicaux étant vaso-dilatateurs, il faudra surveiller leur action chez les malades très âgés atteints d'artério-sclérose. Nous croyons que les affections oculaires relevant de la syphilis peuvent être traitées avec succès par l'*Hectine* ou l'*Hectargyre*.

Si, au cours d'une cure par l'*Hectine* pure ou associée au mercure, on constatait une congestion accusée de la conjonctive, si le malade percevait des brouilards intermittents ou continus; s'il accusait du rétrécissement du champ visuel; des bourdonnements d'oreille, il y aurait lieu de suspendre le traitement. Si de pareils faits se produisaient, il ne faudrait pas s'inquiéter outre mesure; la disparition de ces phénomènes d'intolérance disparaissant rapidement avec la cessation du traitement. Si on se trouvait en présence de tels malades intolérants (extrêmement rares), on les traiterait par l'iodure (ou le mercure) seul, ou bien on ferait des cures très courtes de huit à dix jours espacées de dix à quinze jours de repos.

Avec l'*Hectine*, il n'y a évidemment pas à craindre de stomatite, qui s'observe assez fréquemment avec les préparations mercurielles en usage. Mais, chose curieuse, avec l'*Hectargyre*, qui pourtant renferme du mercure, ces accidents sont extrêmement rares.

Sous l'influence de l'*Hectargyre* il peut survenir de la diarrhée, quelquefois même avec selles dysentériformes; il suffit dans ces cas de cesser la médication pendant deux ou trois jours et de donner un peu d'extrait d'opium.

Avec l'*Hectargyre*, on n'observe jamais les effets cachec-

tisants du mercure. Bien au contraire, avec l'*Hectargyre*
comme avec l'*Hectine*, on constate bientôt (au bout de six
à huit jours), outre la disparition des lésions syphilitiques,
une amélioration rapide de l'état général, le retour de
l'appétit, la disparition de l'abattement, de l'anémie, une
augmentation de poids très notable.

ACTION PHYSIOLOGIQUE

Un empirisme plusieurs fois séculaire nous apprend
que des doses même très faibles d'arsenic prises pendant
un temps suffisamment long exercent sur certains orga-
nismes une action vraiment utile, pouvant aboutir à des
effets thérapeutiques incontestables.

D'autre part, ces petites doses ne provoquent l'apparition d'aucun phénomène subjectif ou objectif de nature
à révéler le mécanisme de leur action. Elles agissent, en
quelque sorte, de façon insidieuse et il n'est pas possible
de saisir leur action immédiate; on ne peut que constater
leurs effets médiats, lointains, définitifs.

Comme nous l'avons vu précédemment, cinq centigrammes d'*Hectine* renferment un centigramme d'arsenic;
il s'ensuit qu'une absorption minime, mais rapide et continue de ce médicament constitue une des meilleures formes
d'application de l'arsenic organique.

A petites doses, il excite l'appétit et accélère la diges-
tion.

Certains auteurs prétendent que le foie est un des organes où l'arsenic se localise le plus volontiers. Cette prédilection de l'arsenic pour le foie doit être rattachée au
rôle prédominant de la veine porte dans l'absorption
intestinale, et à la fonction sécrétoire et éliminatrice de
la glande hépatique. Il en résulte que le foie reçoit le corps
par voie d'absorption et par voie d'élimination.

De plus, quand le rein est sain, il faut une intoxication
très prononcée pour que cet organe augmente de volume
et que son épithélium subisse la dégénérescence grais-
seuse. En général, les reins résistent beaucoup mieux à
l'arsenic qu'au mercure et la néphrite n'est pas, à propre-
ment parler, une contre-indication du traitement par l'*Hectine*.

Des recherches du Dr MOUNEYRAT, il résulte que l'arsenic introduit dans l'organisme à l'état d'*Hectine* ne s'accumule dans aucun organe ou tissu; il y a de l'arsenic
partout, mais en faible quantité. Rangés par ordre de
teneur décroissante en arsenic, voici comment se classent

les tissus : peau et poils, globules blancs, muscles, foie, globules rouges, plasma sanguin, cerveau, bile, rate, reins.

Ces recherches prouvent bien que, contrairement à ce qui se passe avec les autres composés arsenicaux antisyphilitiques, l'*Hectine* n'a qu'une faible tendance à se fixer sur les centres nerveux. Ce dernier fait explique son innocuité pour le tissu nerveux et le nerf optique en particulier.

Bref, ce sont surtout les tissus d'origine ectodermique, sauf les tissus nerveux, qui renferment le plus d'arsenic à la suite de l'administration de l'*Hectine*. Il est donc rationnel, vu cette élection, d'employer ce corps contre toutes les lésions syphilitiques qui ont ces tissus pour siège, syphilis et affections cutanées. Et ceci, d'autant mieux que son action sur le sang et la nutrition générale est incontestable.

« Il fait bon, quand on a la vérole, bien se porter », a dit RICORD, mais il est rare qu'un sujet, même bien portant, résiste d'une façon victorieuse à une infection aussi redoutable. Il est fréquent d'observer un *affaissement moral,* une *déchéance physique* quelques jours ou quelques semaines avant l'apparition des accidents secondaires. C'est alors qu'apparaît l'*anémie syphilitique.* Certains malades seront toujours fatigués même sans avoir rien fait, toujours à bout de forces. Ces troubles de l'état général, signalés depuis longtemps par la clinique, ont été en quelque sorte contrôlés par l'examen microscopique du sang.

L'anémie, avec tout son cortège symptomatique, se traduit par une diminution du pourcentage de l'hémoglobine qui peut varier de 3 à 45 0/0, et du nombre des hématies.

On constate, en outre, dans la syphilis, d'une manière constante, de la leucocytose (13 à 15.000 globules blancs par centimètre cube) avec de la lymphocytose au moment du chancre. A la période secondaire, la mononucléose est fréquente, mais non constante et l'on peut observer, au contraire, de la polynucléose. Pour RODIONOW, il y a lymphocytose relative d'ailleurs, peu nette, dans la syphilis non traitée, et le traitement mercuriel produirait de la polynucléose. Etant donné qu'il y a en même temps diminution des globules rouges, l'auteur en conclut qu'il y a une certaine analogie entre l'anémie syphilitique et la leucémie lymphatique.

Nous avons pratiqué, systématiquement, chez des malades traités par l'*Hectine*, le pourcentage des globules sanguins et le dosage de l'hémoglobine.

Presque toujours, à la fin de chaque cure, c'est-à-dire

après l'absorption de deux grammes en moyenne du dérivé arsenical, nous avons constaté une augmentation des hématies : augmentation faible il est vrai, qui varie entre 500.000 et 800.000 globules rouges par millimètre cube, rarement un million chez les malades les plus anémiés. De plus, les globules rouges se déforment et ont une tendance à l'accolement. La quantité de matière colorante de chaque globule augmente, mais, en général, la richesse totale du sang en hémoglobine reste à peu près stationnaire.

Pour ce qui est des globules blancs, c'est surtout au début du traitement qu'ils semblent se multiplier activement. Dans la grande majorité des cas, leur nombre augmente dans des proportions qui varient de 1 à 20 0/0 et, dans certaines syphilis malignes traitées intensivement, peut atteindre 40 et même 50 0/0.

De même, les malades étaient pesés au commencement et à la fin de chaque cure. Nos observations, à ce point de vue, ont surtout porté sur les malades de ville, qui, continuant à vaquer à leurs occupations, ne peuvent mettre sur le compte d'un repos forcé et prolongé, une augmentation de l'embonpoint. Il est incontestable, en effet, que chez les syphilitiques soignés à l'hôpital, une certaine tranquillité de corps et d'esprit, et même pour quelques-uns, le changement de régime, sont des facteurs importants de l'engraissement, et des auxiliaires précieux du traitement arsenical. Si pour quelques-uns l'augmentation de poids est restée stationnaire, si même elle diminue quelquefois, mais pour peu de temps, dans la crise de neurasthénie du début qui accompagne chez quelques malades la révélation douloureuse de l'avarie, nous avons presque toujours constaté une augmentation qui oscille autour de un kilogramme et qui peut même atteindre deux kilogrammes à la fin de la cure.

Pour SOULIER, comme pour BING et SCHIEL, l'arsenic est ici un agent d'oxydation et de désoxydation alternatives, c'est-à-dire un mobilisateur d'oxygène. Il favorise la destruction des cellules vieilles et la multiplication des jeunes. Nous trouvons la preuve de cette action sur la désassimilation, dans l'augmentation de l'excrétion de l'urée et de l'acide urique. Si quelques auteurs n'ont trouvé, à faibles doses, aucune modification et même une diminution dans l'excrétion de l'urée, d'autres ont noté un accroissement. Nous n'en donnerons, comme exemple, qu'une observation de M. MILIAN, dans laquelle le malade, avant le traitement, excrétait 9 gr. 60 d'urée par litre et arrive, après une cure de 3 gr. 50 d'*Hectine*, à relever le taux de cette excrétion à 15 gr. 07.

Nous avons vu plus haut que l'*Hectine* ne s'accumule dans aucun organe de l'organisme. On a pu vérifier les résultats des différents tissus de l'organisme, par l'étude de l'élimination urinaire chez l'homme. On a injecté, en une seule fois, 20 centigrammes du corps ; l'arsenic éliminé par les urines a été dosé au fur et à mesure de l'excrétion urinaire. De ces recherches, il résulte qu'au bout de vingt-quatre heures, l'organisme a éliminé environ les trois quarts. Au bout de deux jours et demi à trois jours, les neuf dixièmes sont éliminés : si bien que, sur 20 centigrammes, il n'en reste, au bout du troisième jour, qu'une quantité infime.

On voit que quelle que soit la dose d'*Hectine* absorbée, l'organisme en élimine la plus grande partie en deux ou trois jours.

Cette particularité semble, *a priori*, nécessiter l'emploi de doses fréquemment répétées. Nous allons voir, en effet, par la suite, que l'administration de l'*Hectine* à doses fractionnées constitue la méthode de choix.

ACTION TRÉPONÉMICIDE DE L'*HECTINE*
INFLUENCE SUR LA RÉACTION DE WASSERMANN

M. le Dʳ Fouquet (*Bulletin de la Société de Dermatologie*, nᵘ 4, 1910, p. 104) a recherché à plusieurs reprises si l'*Hectine* avait une action directe sur le Tréponème pâle. Pour cela il a prélevé la sérosité de chancres indurés riches en Tréponèmes et l'a délayée dans une goutte d'*Hectine* (solution à 10 0/0) et il l'a examinée à l'ultramicroscope. En l'espace d'une dizaine de minutes, les Tréponèmes perdent leurs mouvements. L'*Hectine* possède donc une action parasiticide nette vis-à-vis du Tréponème pâle. Cette action destructive du Tréponème est bien due à l'*Hectine* elle-même, parce que ce corps n'exerce aucune action coagulante des albumines et sa réaction est neutre.

L'action de l'*Hectine* sur la réaction de Wassermann est indiscutable. On verra, en effet, en lisant les observations relatives au traitement abortif de la syphilis (méthode Hallopeau), où cette réaction a été étudiée systématiquement, qu'elle devient sous l'influence de l'*Hectine* négative au bout d'un mois et demi à trois mois à partir du début du traitement.

MODES D'ADMINISTRATION ET POSOLOGIE
DE L'*HECTINE*

Ingestion. — Au début de leurs expériences, MM. Balzer et Mouneyrat employèrent la méthode par ingestion. La solution était dosée à 5 centigrammes d'*Hectine* par cuillerée à café ; ils prescrivaient 10, 15. et 20 centigrammes par jour.

Bien que la méthode hypodermique soit le procédé de choix; pour les malades rebelles aux piqûres ou dans l'impossibilité de sacrifier quelques instants à leur médecin, l'*Hectine* peut être administrée par la voie digestive sous forme de gouttes ou de pilules.

Vingt gouttes renferment 5 centigrammes d'*Hectine;* on peut donner, les deux premiers jours, quarante à cinquante gouttes par jour; les jours suivants, cent gouttes par jour pendant dix à trente jours.

Chaque pilule renferme 10 centigrammes d'*Hectine;* on fait prendre deux pilules par jour pendant dix ou douze jours.

Ainsi administré, le médicament est d'une tolérance remarquable et rigoureusement dosé. La dose totale de la cure est d'en moyenne de deux à trois grammes d'*Hectine.*

Injection. — Toutefois, de même qu'avec la plupart des médicaments, l'activité du traitement est moins grande avec l'ingestion qu'avec la méthode hypodermique. Cette méthode permet de plus, de contrôler l'absorption du corps et de surveiller le malade.

On peut choisir entre deux méthodes, toutes deux également recommandables : injecter tous les jours ou tous les deux ou trois jours des doses faibles, 20 centigrammes, ou, au contraire, faire trois fois par semaine, une fois tous les deux ou trois jours, des injections massives de 0 gr. 40, deux ampoules B à la fois; cette méthode est moins employée que la précédente.

L'*Hectine* ne précipitant pas l'albumine, son injection n'est pas douloureuse ; elle ne produit aucun trouble local, ni œdème, ni empâtement, ni rougeur; elle ne modifie pas le rythme cardiaque. L'injection peut être faite sans prendre aucune précaution (sauf bien entendu celles d'asepsie), soit sous la peau, soit mieux dans les muscles. *Elle ne nécessite aucun repos du malade, qui n'est nullement gêné ni incommodé en quoi que ce soit. dans ses occupations, par ce traitement.* L'*Hectine* n'étant pas immobilisée au point d'injection, elle se disperse immédiatement dans toute l'économie et se trouve de ce fait beaucoup plus rapidement éliminée que les dérivés arsenicaux insolubles ; de là la nécessité de faire plusieurs injections successives pour un traitement.

Les cures faites avec l'*Hectine* seront instituées d'après les modes suivants dans un cas de syphilis d'une intensité moyenne :

1° Injecter dans les muscles fessiers, tous les jours, une dose de 0 *gr.* 10 *centigr. d'Hectine* (*ampoule A*). Dose totale de la cure : 15 à 30 ampoules. On peut (nous recommandons cette méthode), pour raréfier le nombre des injections, injecter tous les deux jours une *ampoule B* (à 0 gr. 20 centigr.) d'*Hectine*. Pour une cure, injection de 10 à 30 ampoules B. On laissera reposer le malade six à huit jours avant de recommencer une nouvelle série de piqûres, si elle est nécessaire.

Les cures fortes peuvent être prescrites pour combattre des syphilis graves, des éruptions fortes et apparentes, des syphilis malignes.

Pour de telles cures on fera des injections journalières de 0 gr. 20 *ampoule B* d'*Hectine* ou bien en alternant un jour une *ampoule d'Hectine B* et le jour suivant une *ampoule d'Hectargyre B* et ainsi de suite jusqu'à injection de 15 à 30 *ampoules.*

On peut aussi, la première semaine de traitement, injecter tous les deux jours deux ampoules d'*Hectine B* à la fois (0 gr. 40), puis, la deuxième semaine, une ampoule B (0 gr. 20) tous les deux jours.

Les injections seront faites *intramusculaires* (région fessière) suivant la technique classique, en prenant les soins nécessaires d'asepsie, aussi profondément que possible, dans la région toute supérieure de la fesse, comprise entre le grand trochanter et la naissance du pli interfessier.

Le liquide injecté, la diffusion se fait avec une grande rapidité et la plupart des malades sentent : « que cela leur descend dans la jambe. » Il ne persiste pas de nodosité et si l'absorption se fait toujours sans réaction inflammatoire, elle peut s'accompagner quelquefois, rarement, de légères douleurs.

Quelques malades ont accusé un léger fourmillement, un engourdissement dans tout le membre correspondant à la fesse piquée ; d'autres, une sensation de pesanteur ou de compression ; mais tous ces troubles cessent une demi-heure après l'injection et généralement ne gênent en rien la marche.

Dans la grande majorité des cas, les injections intramusculaires d'*Hectine* sont indolores avec des doses moyennes. Quand on injecte, en une seule fois, 0 gr. 40, il peut se produire quelquefois une douleur consécutive pendant quelques heures, d'ailleurs supportable et ne s'accompagnant d'aucune impotence fonctionnelle.

On peut encore rendre plus franche l'action locale de l'*Hectine,* en pratiquant les injections, non plus dans les muscles fessiers, mais dans le voisinage de lésions bien circonscrites, quel que soit leur siège. La principale indication de cette méthode a été mise en valeur par le docteur HALLOPEAU, dans le traitement abortif local.

Nous verrons les résultats que l'on a obtenu par ce procédé sur les accidents primitifs. Mais on peut, de plus, l'employer pour les accidents secondaires ou tertiaires qui présentent le type ulcéreux.

Les injections doivent être faites à doses relativement faibles, mais répétées dans le tissu cellulaire sous-cutané sous-jacent à la lésion.

Les précautions d'asepsie doivent être, dans ces conditions, particulièrement observées. Il est préférable d'employer l'aiguille de Pravaz commune, de 3 centimètres de long et de très petit calibre. L'aiguille enfoncée parallèlement à la surface cutanée, soit directement sous la lésion, soit à 1 centimètre de son bord périphérique, l'injection doit être poussée lentement.

La petite boule d'œdème consécutive disparaît dans le courant de la journée ; si une tuméfaction persiste, c'est que, par suite de la piqûre d'un vaisseau superficiel, un petit hématome s'est formé ; il se résorbe d'ailleurs rapidement et on l'évitera facilement en pratiquant l'injection en deux temps.

Avec ce procédé, la douleur est naturellement plus notable que dans les injections intramusculaires. Quoi qu'il en soit, les injections pratiquées dans le tissu cellulaire sous-cutané sont très supportables. Jamais on n'a remarqué d'infiltration persistante, ni de ces réactions inflammatoires vives avec empâtement et induration, phénomènes qui se produisent fréquemment avec différentes injections médicamenteuses ainsi pratiquées et qui peuvent causer parfois des troubles locaux ou même généraux toujours regrettables.

HECTARGYRE

MÉDICATION ARSÉNICO-MERCURIELLE

Dans certains cas de syphilis rebelles ou d'une particulière gravité, on a tout intérêt à associer au traitement par l'*Hectine*, soit le mercure, soit l'iode, soit ces deux corps à la fois.

Dans un même traitement, associer le mercure à l'*Hectine*, c'est employer deux spécifiques au lieu d'un, ce qui permet de n'administrer que de faibles doses de chacun d'eux. On peut, par exemple, pendant une cure par l'*Hectine*, faire une injection de 5 centigrammes d'huile grise par semaine, ou encore alterner les injections quotidiennes d'*Hectine* et d'un sel mercuriel soluble, tel que le benzoate.

Le Dr MOUNEYRAT, utilisant la propriété que possède l'*Hectine* de donner avec certains sels de mercure des combinaisons solubles, a préparé un nouveau corps mixte qu'il a appelé *Hectargyre*, lequel peut s'injecter soit dans les muscles, soit dans les veines.

La solution de ce sel correspond aux doses suivantes :

Hectargyre. Ampoules A :

Hectine .... 0 gr. 10
Mercure (oxycyanure) .... 0 gr. 01
Eau distillée .... 1 cmc.

L'oxycyanure a été choisi parce qu'il a l'avantage de

ne pas précipiter l'albumine et de permettre l'introduction dans la solution d'une petite quantité d'anesthésique local.

Hectargyre. Ampoules B :
```
Hectine  ....................  0 gr. 20
Mercure (oxcyanure) ........  0 gr. 015
Eau distillée ...............  1 cmc.
```

Ce qui fait qu'on injecte, outre l'*Hectine*, 1 centigramme de mercure.

Mais on peut, au contraire, réduire les doses des deux corps ou d'un seul; l'*Hectine*, par exemple, dans certains cas de troubles cardiaques, ou quand le fond de l'œil paraît douteux ; le mercure, au contraire, chez les malades ayant une mauvaise dentition, car on peut observer quelquefois des stomatites frustes au cours du traitement par l'*Hectargyre*.

La présence, dans la solution, d'un sel mercuriel soluble interdit expressément son emploi en injections sous-cutanées. L'inobservation de ce fait provoquerait des escarres qu'on peut observer avec les différents sels mercuriels injectés sous la peau.

C'est encore à la présence du mercure qu'on peut imputer les douleurs parfois vives accusées par les malades. Les injections qui doivent toujours être pratiquées dans les muscles et aussi profondément que possible, sont cependant toujours très supportables quand elles sont faites avec une solution bien préparée et avec les soins nécessaires.

Si certains malades présentent pour les injections une intolérance absolue, on peut les faire bénéficier du traitement arsénico-mercuriel par la voie digestive sous formes de gouttes ou de pilules d'*Hectargyre*.

Chaque pilule répond à la formule suivante :
```
Hectine  ....................  0 gr. 10
Protoiodure de Hg ..........  0 gr. 05
Extrait d'opium ...........  0 gr. 01
```

Une à deux pilules par jour pendant quinze jours de suite.

Les injections d'*Hectargyre* (1) devront toujours être

---

(1) Bien que l'*Hectargyre* soit indolore ou peu douloureux, certains malades pusillanimes se plaignent de douleurs après l'injection; dans ces cas on pourra faire des injections d'*Hectine* ou des ingestions buccales de ce corps et une injection par semaine d'huile grise. Ou bien on donnera tout simplement de l'*Hectargyre* par la bouche.

intra-musculaires, jamais sous-cutanées, on peut les faire intra-veineuses. Dans ce dernier cas, le médecin formulera « *Ampoules d'Hectargyre* pour *injections intra-veineuses* ».

Les précautions aseptiques étant prises, on fera ces injections dans les régions fessières situées au-dessous d'une ligne horizontale passant par l'extrémité supérieure du sillon interfessier ; on choisira les endroits les plus musclés et l'on changera de place pour chaque injection. Les piqûres seront faites perpendiculairement à la peau, *aussi profondes que possible,* en enfonçant l'aiguille de toute sa longueur; l'injection sera faite en un seul temps, puisqu'il n'y a aucune crainte d'embolie avec l'*Hectargyre.* En procédant ainsi on a des injections peu douloureuses, souvent indolores, en tout cas moins douloureuses qu'avec les sels de mercure solubles ordinaires. Ces injections d'*Hectargyre* ne produisent aucun trouble local ou général et ne gênent en rien le malade dans ses occupations.

Les injections intra-veineuses seront faites dans les vaisseaux du pli du coude.

Les cures faites avec l'*Hectargyre* nous paraissent pouvoir être instituées d'après les modes suivants dans un cas de syphilis d'une intensité moyenne :

1° Injecter dans les muscles fessiers, tous les jours, une *ampoule A d'Hectargyre* (Hectine, 0 gr.10; mercure, 0 gr.01) *dissous dans 1 centimètre cube.* Dose totale de la cure : 15 à 30 ampoules. On peut (nous recommandons cette méthode), pour raréfier le nombre des injections, injecter tous les deux jours une *ampoule B d'Hectargyre* (Hectine, 0 gr. 20; mercure 0 gr. 015) ou alterner une *ampoule d'Hectine B* avec une *ampoule d'Hectargyre B.* Pour une cure, injection de 10 à 30 ampoules B. On laissera reposer le malade six ou huit jours avant de recommencer une nouvelle série de piqûres, si elle est nécessaire.

Les cures fortes peuvent être prescrites pour combattre des syphilis graves, des éruptions fortes et apparentes, des syphilis malignes.

Pour de telles cures on fera des injections journalières de 0 gr. 20 centigr. *ampoule B d'Hectargyre* ou bien en alternant un jour une *ampoule d'Hectine B* et le jour suivant une *ampoule d'Hectargyre B* et ainsi de suite jusqu'à injection de 12 à 15 ampoules.

Vingt gouttes de la solution à ingérer renferment :

> *Hectine* .... 0 gr. 05
> Mercure (lactate) .... 0 gr. 01

Les quatre premiers jours, 40 gouttes par jour; les jours suivants, de 50 à 100 gouttes par jour. On fait ordinairement des cures de dix à quinze jours, de façon à faire absorber au malade 2 ou 3 grammes d'*Hectine* et 20 à 30 centigrammes du composé mercuriel.

Maintenant que nous connaissons la constitution chimique, les propriétés physiologiques et les modes d'administration de l'*Hectine* et de l'*Hectargyre*, voyons quels sont les résultats obtenus dans le traitement de la syphilis par ces deux médicaments.

Observations Cliniques

TRAITEMÉNT LOCAL DU CHANCRE
SYPHILITIQUE (1)

En présence d'une ulcération de nature douteuse, on doit s'abstenir d'une manière absolue de tout traitement capable d'empêcher un diagnostic et les recherches bactériologiques ultérieurs. C'est là un principe dont on n'est pas assez pénétré en pratique. On a trop de tendances, en effet, à appliquer sur des lésions ulcéreuses et notamment sur des lésions ulcéreuses des organes génitaux des topiques déformant la plaie. La pommade au calomel, le nitrate d'argent indurent ou enflamment le chancre au début, donnent à des lésions banales l'aspect chancriforme. Les simples poudres, les antiseptiques inoffensifs tuent le tréponème extrêmement peu résistant. Il disparaît très vite de la surface de la plaie, les recherches à l'ultramicroscope sont vouées à l'insuccès.

A plus forte raison, si l'on n'a pas établi un diagnostic ferme, ne faut-il pas commencer un traitement général. On s'expose ainsi à soigner un sujet pour une maladie qu'il n'a pas et qu'il pourrait contracter par la suite.

Le diagnostic précoce du chancre, cliniquement si malaisé que FOURNIER se déclare incapable de l'établir dans les premiers jours, se trouve singulièrement facilité aujourd'hui par la recherche du tréponème, notamment à l'aide de l'ultramicroscope.

* *

Le diagnostic de chancre une fois établi, quel traitement local convient-il d'appliquer à cet accident primitif?

I

Le traitement local *ordinaire* (2) d'un chancre a) *non compliqué* est des plus simples. On devra tout d'abord ob-

---

(1) Au sujet des considérations générales de ce traitement, nous avons fait de très larges emprunts à l'excellent article de MM. les Docteurs A. Fage et Le Blaye paru, sur ce sujet, dans le *Progrès Médical* du 14 janvier 1911.

(2) Nous opposons ce traitement que nous qualifions d'ordinaire au traitement par les injections locales dont nous parlerons plus loin.

server les règles de la plus minutieuse propreté. Trois fois par jour, le chancre sera lavé, à l'eau bouillie, à l'eau boriquée ou encore avec une solution antiseptique : sublimé au 1/5000°, permanganate de potasse au 1/4000°.

Après chaque lavage, on saupoudrera la plaie avec une des poudres suivantes : aristol, dermatol, dermatol et ectogan à parties égales, etc.

On appliquera ensuite une compresse de gaze stérile maintenue par un pansement peu serré.

Quand on décollera ce pansement, on aura soin de bien l'imbiber d'eau bouillie de façon à ne pas faire saigner le chancre.

D'ailleurs, pour éviter les adhérences entre le pansement et la plaie, on peut, les premiers temps, enduire la gaze d'une pommade comme celle-ci :

    Calomel .... 1 gr.
    Vaseline pure ou cold-cream .... 10 gr.

Récemment, on a introduit dans la thérapeutique le pansement humide à l'*Hectine* à 20 0/0. M. BALZER en a obtenu de bons résultats dans la cicatrisation du chancre.

Au reste, dans le traitement local de l'accident primitif non compliqué, deux choses surtout importent : protéger la plaie contre l'infection et les traumatismes, s'abstenir de tout topique irritant (1).

Mais on peut avoir affaire *b*) à un chancre compliqué, à un chancre enflammé par exemple, tuméfié, rouge, ayant des tendances à l'ulcération. On recommandera alors au malade des bains locaux répétés deux à trois fois par jour, d'une durée d'un quart d'heure et plus : on emploiera l'eau de guimauve, l'eau boriquée, l'eau bouillie additionnée d'une très minime quantité d'eau oxygénée. On appliquera ensuite un pansement humide. De tels soins suffisent en général à faire disparaître l'inflammation assez rapidement.

Le chancre *compliqué de gangrène* est rare. Le traitement sera d'ailleurs assez semblable à celui du chancre enflammé : bains locaux, attouchements de la plaque gangréneuse avec de l'eau oxygénée au tiers, avec une solution étendue de nitrate d'argent au 1/50°, pansements humides ou secs en employant une des poudres citées plus haut.

---

(1) Nous avons déjà dit que le nitrate d'argent enflammait un chancre au début.

Le traitement du *chancre phagédénique* est loin d'être univoque. Encore mal connu dans sa nature, le phagédénisme est fort capricieux dans son évolution et il faudra, suivant la juste remarque d'EMERY et CHATIN : « surveiller attentivement son malade, tâter pour ainsi dire la susceptibilité de la lésion, se tenant toujours prêt à changer de topiques et à graduer leur application. »

On peut employer avec profit les pulvérisations, les irrigations très chaudes prolongées (sans pression), à l'eau bouillie, l'eau oxygénée ou l'eau de Labarraque étendues ; lavages et même pansements permanents au vin aromatique dilué.

On pourra se servir de bleu de méthylène, de nitrate d'argent en attouchements.

N'oublions pas, enfin, les bons effets de la cautérisation : dans certains cas, l'emploi de l'air chaud, etc.

Du *siège du chancre* peuvent découler quelques notions spéciales de thérapeutique. Si le chancre est sous un phimosis et qu'on puisse découvrir encore de temps à autre le gland, aucune particularité à signaler. On protègera le gland en insérant entre lui et la rainure balano-préputiale un petit morceau de coton ou de gaze imbibé d'eau bouillie. Si le phimosis est complet, il faudra faire des lavages fréquents (3 à 4 par jour), en introduisant entre le prépuce et le gland une sonde en caoutchouc très fine ou une seringue à longue embouchure. On se servira pour ces lavages d'eau bouillie, ou d'eau oxygénée diluée. Lorsqu'il y a, ce qui est fréquent, balano-posthite concomitante, on fera d'abord un balayage avec de l'eau bouillie, puis un lavage avec une solution de nitrate d'argent, allant comme titre du 1/300ᵉ au 1/100ᵉ. La quantité de solution modificatrice ne dépassant pas le volume d'un verre à bordeaux. En cas de suppuration abondante, nouveau lavage après cautérisation.

Dans le traitement des chancres de l'anus et du méat, on devra multiplier encore les soins de propreté. Voici d'après EMERY et CHATIN (*loc. cit.*), les principales règles à observer dans le traitement de chancre de l'anus :

1° Empêcher la constipation;

2° Après chaque selle, faire des lavages prolongés de l'anus, suivis d'un pansement immédiat;

3° Pour éviter l'irritation du chancre par les matières fécales, on pourra aussi recommander au malade de prendre avant chaque selle un lavement huileux et de faire immédiatement avant la défécation des onctions graisseuses sur le pourtour de l'anus.

Le chancre anal, revêtant souvent l'aspect fissurique, est douloureux : on le touchera avec une solution de cocaïne, on emploiera des suppositoires à l'iodoforme, etc.

Le chancre du méat laisse quelquefois de l'atrésie après sa cicatrisation, c'est dire qu'il faudra le surveiller, introduire de temps en temps dans l'urèthre, si besoin est, de petits crayons à l'iodoforme, à l'ichtyol, etc.

Le *chancre cutané* sera soigneusement nettoyé, puis recouvert de bandelettes d'emplâtre de Vigo ou d'emplâtre rouge de Vidal.

Quant au *chancre de l'amygdale,* on emploiera surtout contre lui les grands lavages de gorge, les attouchements au bleu de méthylène, au néol, etc.

C'est dans le but de faire *avorter* la syphilis qu'ont été employées tout d'abord les injections locales dans le chancre, par MM. HALLOPEAU et par M. LENGLET et nous-mêmes, en 1908.

Mais *quelles que soient les idées que l'on professe* sur l'abortion de la syphilis, en somme possible, nous croyons les injections locales utiles parce qu'elles raccourcissent considérablement la durée de l'accident primitif. Elles aident les injections intraveineuses ou intramusculaires à faire disparaître plus vite des manifestations contagieuses et gênantes. Elles ont donc une grande valeur prophylactique et sont bien plus commodes que l'excision.

Elles rendent enfin de grands services dans les cas où le chancre est long à se cicatriser, dans certains cas de chancres extra-génitaux, de chancres redux.

On a essayé les injections locales de cyanure. Mais ces injections locales de cyanure (à quelque dose que soit le cyanure), ont de nombreux inconvénients : douleur immédiate pendant l'injection, douleurs après l'injection durant de 4 à 6 heures, gros œdème, quelquefois escharre. Nous croyons donc que, malgré leurs remarquables effets, on doit les bannir de cette thérapeutique, ou tout au moins ne les faire qu'avec une extrême prudence et les réserver pour les points où il existe du tissu cellulaire lâche.

L'*Hectine,* médicament facile à manier, peu toxique, a sur la cicatrice du chancre une action remarquable.

TECHNIQUE DES INJECTIONS LOCALES

D'*HECTINE* (1)

Lorsqu'il s'agit de chancres faciles à aborder : chancres du prépuce, du fourreau de la verge, des grandes lèvres, le traitement local est des plus aisés. Il est plus délicat, s'il s'agit de lésions du gland, de chancres de la fourchette, de chancres extra-génitaux.

Nous faisons toujours l'injection autant que possible sous le chancre ou dans le chancre. Le manuel opératoire est simple.

On prend une seringue en verre munie d'une petite aiguille de platine. L'aiguille doit très bien piquer pour réduire la douleur au minimum; elle doit être assez fine, mais il ne faut pas s'adresser à ces aiguilles minuscules que l'on trouve dans les services de dermatologie, avec lesquelles quelques médecins font des injections intraveineuses. Leur calibre est trop étroit, le liquide, qui éprouve une certaine résistance du côté des tissus où il va pénétrer, ne passe pas ou passe très difficilement. L'aiguille à choisir est une de celles dont on se sert communément pour les injections sous-cutanées de cacodylate.

Après avoir lavé le chancre à l'eau bouillie et au savon, on le pince entre le pouce et l'index, protégés par un gant ou des doigtiers, ou bien on l'immobilise d'une autre façon (voir figure) et on enfonce au-dessous de lui, l'aiguille à 1/2 centimètre de profondeur. On pousse alors doucement la moitié ou le tiers du liquide à injecter, on injecte le reste au pôle opposé du chancre.

On peut faire une troisième injection en un autre point. L'essentiel c'est qu'il se forme sous le chancre soulevé, une petite boule d'œdème.

L'injection faite avec lenteur, le malade ne souffre presque pas immédiatement, les douleurs consécutives sont nulles. Quelquefois, durant les heures qui suivent l'injection, on observe un peu d'œdème localisé qui disparaît assez vite.

---

(1) Voir figure, page 34.
Nous avons aussi employé l'*Hectargyre* (combinaison de cyanure Hg et d'*Hectine*), nous avons eu les mêmes effets et les mêmes inconvénients qu'avec le cyanure. Peut-être en variant la dose de cyanure arriverons-nous à des résultats intéressants. — Voir aussi la thèse de F. Dive : *Traitement de la syphilis par l'Hectine et l'Hectargyre.* Paris, Jouve, 1910.

Après l'injection, on appliquera un simple pansement légèrement humide et surtout pas serré.

La dose d'*Hectine* à injecter est de 0 gr. 10 à 0 gr. 20 (1 cc. d'*Hectine Ampoules A* ou *B*) suivant les auteurs.

Nous injectons 0 gr. 20 d'*Hectine* et nous répétons les injections soit tous les jours, soit tous les deux jours,

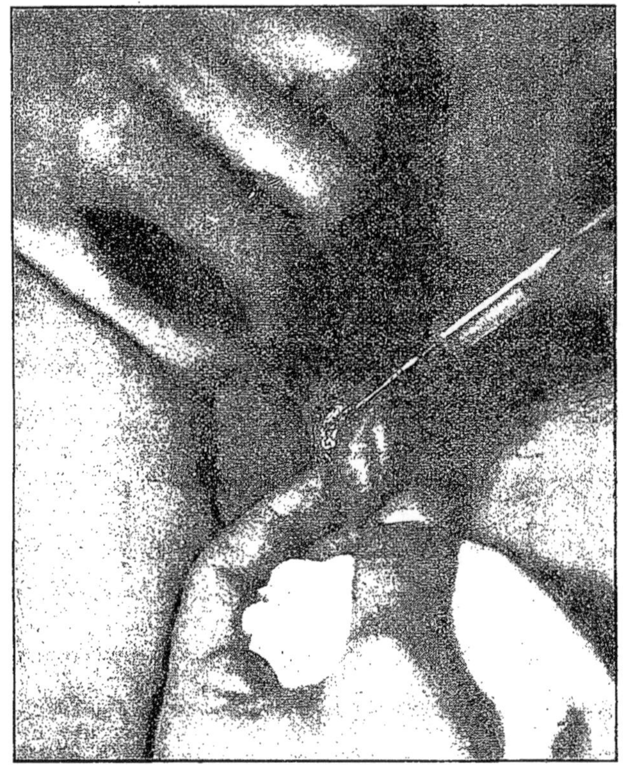

suivant les cas. Si l'on a affaire à un chancre de petites dimensions, la cicatrisation, nettement commencée à la deuxième ou à la troisième injection, est obtenue en huit jours, quelquefois plus rapidement. Une lésion de dimensions moyennes se cicatrise couramment en dix jours avec de 5 à 10 injections, et ne laisse presque pas d'induration.

Méthode d'Hallopeau et Fouquet. — M. HALLOPEAU, dans le but de faire avorter la syphilis, *et non pas simplement de hâter la cicatrisation du chancre,* emploie l'*Hectine* en injections locales. Nous résumons ailleurs cette méthode de M. HALLOPEAU, d'après le récent Traité de la syphilis qu'il a publié avec M. FOUQUET (1). Les injections sont faites quotidiennement à la dose de 0 gr. 20 d'*Hectine* (1 cc. *Hectine Ampoules B*), dans le chancre lui-même, dans son voisinage immédiat, au-dessus et au-dessous de lui, de préférence sur le trajet des lymphatiques. Le siège de l'injection peut varier. Pour les chancres du gland et du fourreau, par exemple, on peut remonter jusqu'à la racine de la verge.

Ces injections quotidiennes doivent être prolongées jusqu'à la disparition de l'induration primitive.

Une syphilis jeune ainsi traitée ne donne lieu à aucun accident secondaire, fait *avorter* la syphilis. Divers auteurs, entre autres GUIARD (de Paris), Ettore MARIOTTI (de Naples), MONIZ de ARAGAO, etc., confirment ces résultats.

Quelles que soient les idées que l'on professe au sujet de l'absorption de la syphilis, on est obligé de reconnaître que la méthode de M. le Docteur HALLOPEAU est sans danger, qu'elle permet la cicatrisation très rapide du chancre (ce qui, au point de vue prophylactique, est de la plus haute importance, car on évite ainsi la contagion), met *sûrement* le malade à l'abri des accidents secondaires, et très probablement tertiaires. Cette méthode doit donc être appliquée toutes les fois que cela est possible, les bénéfices que peut en retirer le malade sont incalculables (2).

Observations de M. le Dr Dive,
recueillies à l'Hôpital Saint-Louis (Thèse, Paris, 1910-1911).

OBSERVATION I. — *Chancre du prépuce; Adénopathie inguinale : Injections locales d'*Hectine.

T. L..., machiniste, vingt-cinq ans.

Ne présente aucun antécédent morbide, ni héréditaire, ni personnel.

Entre dans le service pour un chancre du prépuce datant de douze jours. Ce chancre, du diamètre d'une pièce de 20 centimes, présente tous les caractères de la spécificité; il siège sur la muqueuse préputiale, près du sillon, à la face antérieure.

La découverte du gland se fait facilement, il n'y a pas de balanite concomitante. Mais, par contre, on constate une adénopathie inguinale bilatérale, plus accentuée à gauche.

On tente le traitement abortif.

10 octobre : On fait une injection de 0 gr. 20 d'*Hectine* sous le chancre directement.

11 octobre : La piqûre de la veille a été douloureuse pendant trois heures. Le malade n'ayant pas recouvert le gland, le prépuce est légè-

---

(1) Paris, Baillière, 1910.

(2) Voir notre brochure sur le traitement abortif de la syphilis.

rement œdématié. On injecte 0 gr. 20 dans le tissu cellulaire à la
base de la verge, face antérieure.

13, 14 et 15 octobre : L'œdème du prépuce a complètement disparu.
On injecte 0 gr. 10 par jour, les piqûres sont admirablement supportées et l'absorption est parfaite. Le chancre s'épidermise rapidement,
l'adénopathie diminue. Le 15 octobre, on fait une injection intra-
fessière de 0 gr. 07 d'huile grise comme traitement général.

17 et 18 octobre : 0 gr. 10 d'*Hectine* à la base de la verge. Les
piqûres sont toujours bien supportées. Le chancre est complètement
cicatrisé. L'adénopathie, considérablement diminuée, persiste toutefois.

Le malade quitte le service, mais revient chaque matin aux piqûres.

20, 21, 22, 23 et 24 octobre : 0 gr. 10 d'*Hectine*, chaque jour, toujours à la base de la verge, qui ne présente ni induration, ni réaction
inflammatoire.

25 octobre : 0 gr. 10, plus 0 gr. 07 d'huile grise.

Le malade étant encore actuellement en traitement, il ne saurait
être question d'abortion de sa syphilis.

Nous nous contenterons donc de faire remarquer que la guérison
complète du chancre et la rétrocession de l'adénopathie inguinale,
ont été obtenues en sept jours avec une dose de 0 gr. 90 d'*Hectine*,
administrée en injections quotidiennes de 0 gr. 10 à la base de la verge.

Observation II. — *Chancres fissuraires : Injections locales* d'Hectine.

B. R..., vingt-sept ans, garçon de salle.

Entre dans le service, pour deux chancres fissuraires, datant de
huit jours, et siégeant sur le sillon balano-préputial.

Adénopathie inguinale peu accentuée.

Le malade est mis à l'*Hectine*.

10, 13 et 15 juin : On fait une injection de 0 gr. 10 dans le chancre.
La troisième piqûre est douloureuse.

17 juin : 0 gr. 10 en injection intra-fessière.

18 juin : Les deux chancres ont complètement disparu; comme
pansement, on a employé l'*Hectine* en poudre. On injecte 0 gr. 10.

Malgré nos avertissements, le malade prétend être guéri et s'obstine
à vouloir quitter le service.

On a injecté, en tout, 0 gr. 50 en huit jours.

Observation III. — *Chancre hypertrophique du menton :* Hectine,
injections locales.

J. L..., dix-neuf ans, garçon de café.

Pas d'antécédents morbides.

Il y a six semaines, le malade voit apparaître un petit bouton sur le
menton, bientôt excorié par le grattage. L'ulcération consécutive augmente de jour en jour.

Le malade se contente de faire des pansements avec de l'eau salée
et de l'eau oxygénée, mais ne constatant aucune amélioration, il entre
dans le service le 31 mai 1910.

A l'examen, on remarque une ulcération des dimensions d'une pièce
de 50 centimes, régulièrement circulaire, à bords décollés, à fond
rouge saignant; la base indurée reposant sur une légère infiltration
périphérique, donne à ce chancre l'aspect typique de l'*ulcus elevatum*.
Les ganglions sous-maxillaires et de la symphyse mentonnière sont
infectés.

Urines normales. Vue bonne. Etat satisfaisant.

Traitement. — On applique sur le chancre la pommade à l'*Hectine*.
De plus on injecte directement sous le chancre 0 gr. 10 d'*Hectine* tous
les jours.

2 juin : La première piqûre est faite sur la partie droite du chancre.

3 juin : La piqûre de la veille a été douloureuse toute l'après-midi.
L'absorption est complète; on ne remarque aucune nodosité ni aucune
réaction inflammatoire.

4 juin : L'infiltration sur laquelle repose le chancre commence à rétrocéder; l'ulcération, elle-même, ressent les meilleurs effets de la pommade à l'*Hectine*. On note, d'autre part, quelques éléments de roséole disséminés sur le tronc; de plus, le malade se plaignant de la gorge, l'examen révèle une plaque muqueuse sur l'amygdale gauche.

5 juin : La douleur provoquée par l'injection de la veille a duré cinq heures. L'absorption se fait toujours bien : ni nodosité ni réaction inflammatoire. La rougeur et l'infiltration diminuent de plus en plus; le chancre est en bonne voie de guérison.

6 et 7 juin : Piqûres bien supportées. L'amélioration continue.

8 juin : L'infiltration a complètement disparu, et les téguments entourant le chancre ne présentent plus aucune rougeur : l'épidermisation du chancre avance rapidement.

9, 10 et 11 juin : Trois injections. La douleur est nulle; l'induration de la base est insignifiante. Le chancre n'est plus représenté que par une petite papule à surface rosée et brillante.

12 juin : La guérison du chancre est complète : elle a été obtenue en dix jours avec 1 gramme d'*Hectine*.

Le malade quitte le service, mais revient tous les deux jours pour recevoir une injection intra-musculaire de 0 gr. 20. La cure est complétée avec 1 gramme d'*Hectine*, et à ce moment, la roséole a disparu mais la plaque muqueuse pharyngée n'est pas complètement cicatrisée.

OBSERVATION IV. — *Chancres du prépuce et du fourreau :* Hectine.

M. L..., dix-neuf ans, briquetier.

Pas d'antécédents. Entre pour trois chancres de la verge siégeant : l'un sur la muqueuse préputiale antérieure, près du sillon; l'autre, sur le côté gauche du frein, tous deux datant de huit jours; le troisième, à la partie moyenne de la face postérieure de la verge, et datant de dix jours. Adénopathie inguinale très intense à gauche.

On commence le traitement local par l'*Hectine* en injections de 0 gr. 10.

11 octobre : Injection à la base de la verge.

12 octobre : La piqûre de la veille n'a pas été douloureuse, 0 gr. 10.

13 et 14 octobre : Deux injections, la dernière douloureuse.

15 et 16 octobre : Le chancre préputial se cicatrise rapidement, celui du frein est en voie d'amélioration; celui du fourreau reste stationnaire. Deux injections.

17 octobre : L'injection de la veille a été douloureuse jusqu'au soir; on note un œdème très prononcé du prépuce avec phimosis léger. Le malade s'oppose aux injections locales. On a injecté localement à ce jour 0 gr. 60 d'*Hectine* en six fois.

18 octobre : L'œdème et la douleur ont disparu. La découverte du gland montre les deux chancres guéris. Le chancre du fourreau rétrocède lentement. On fait des injections intra-musculaires de 0 gr. 20 tous les deux jours.

Du 21 au 25 octobre, 0 gr. 80. Piqûres complètement indolores. Les pansements humides à la résorcine sont remplacés par la poudre à l'*Hectine* sur le chancre du fourreau.

31 octobre : Fin de la cure. Le chancre s'est complètement cicatrisé en trois jours. Dose : 2 gr. 10 en vingt jours.

OBSERVATION V. — *Chancre du prépuce :* Hectine.

A. R..., vingt-neuf ans, sommelier.

Vient consulter pour deux chancres du sillon balano-préputial datant de trois semaines et non traités.

Traitement par les injections locales d'*Hectine* à 0 gr. 10.

On commence, le 18 octobre, une injection intra-préputiale.

19 octobre : Piqûre à la base de la verge.

20 octobre : L'injection de la veille a été douloureuse jusqu'au soir. Léger œdème du prépuce, 0 gr. 10.

21 octobre : Injection bien tolérée. Les deux chancres commencent à se sécher, 0 gr. 10.

22, 23, 24 octobre : Trois injections locales à la base de la **verge** bien supportées.

L'œdème du prépuce a disparu. Les chancres s'épidermisent, la cicatrisation avance rapidement.

Du 26 au 30 octobre, on termine la cure avec trois injections intra-musculaires de 0 gr. 20. Les deux chancres sont complètement cica-trisés. L'adénopathie est très réduite, mais une roséole apparaît.

Dose : 1 gr. 70 en douze jours. Guérison.

OBSERVATION VI. — *Chancre hypertrophique de la lèvre :* Hectine.

Œ. L..., dix-sept ans, coupeuse.

Entre dans le service pour chancre induré de la lèvre supérieure, datant de sept mois, et s'accompagnant d'une adénite sous-maxillaire bilatérale intense.

Le chancre, hypertrophique, repose sur une large infiltration, et est recouvert d'une croûte épaisse. L'examen à l'ultramicroscope révèle de nombreux tréponèmes.

La malade est mise à l'*Hectine* en injections de 0 gr. 20 tous les deux jours. On commence le traitement le 22 mars.

26 mars : 0 gr. 40. Le chancre s'est notablement amélioré. L'infiltra-tion de la base rétrocède; la croûte est tombée.

1er avril : Le chancre, très affaissé, présente un fond granuleux en voie d'épidermisation. L'adénite sous-maxillaire persiste, mais moins intense.

10 avril : Fin de la cure. On a injecté 2 grammes d'*Hectine*. La sur-face du chancre est recouverte d'une couche épidermique rosée, la cica-trisation est complète. Mais il persiste une légère induration et un peu d'adénopathie. Aucun accident secondaire. La guérison a été obtenue en quinze jours.

OBSERVATION VII. — *Chancre lamelleux du prépuce :* Hectine.

J..., trente-trois ans, ajusteur.

Entre dans le service pour chancre lamelleux de la muqueuse pré-putiale, et phimosis datant d'un mois.

Roséole généralisée. Adénopathie inguinale légère.

Traité par l'*Hectine* : 0 gr. 20 tous les deux jours.

Du 12 au 21 octobre, 1 gramme. L'induration du chancre a disparu ainsi que l'adénopathie et la roséole : le phimosis persiste.

Du 22 au 26 octobre, 0 gr. 80. Chancre guéri. Balanite disparue. Le gland ne peut pas encore être entièrement découvert. Guérison avec 1 gr. 80 en quatorze jours.

OBSERVATION VIII. — *Chancre de la rainure :* Hectine.

N..., vingt-cinq ans, marchand de vin.

Entre dans le service pour deux chancres indurés avec adénopathie inguinale.

L'un siège au niveau du sillon balano-préputial, face antérieure et est en voie de guérison; l'autre sur le bord gauche du frein, très ulcéré, des dimensions d'une pièce de 50 centimes.

Traitement. — Hectine, 0 gr. 20 tous les deux jours.

A la deuxième injection, le chancre supérieur est complètement guéri, l'autre bourgeonne activement.

Fin de la cure, 30 octobre; 2 grammes d'*Hectine* en dix-neuf jours.

Guérison complète des deux chancres. Pas de manifestations secon-daires.

ACCIDENTS SECONDAIRES

Les accidents si variés de la syphilis secondaire sont très vite guéris par les cures avec l'*Hectine* ou l'*Hectargyre*.

Observation de MM. les Drs Balzer et Mouneyrat.

(*Société médicale des Hôpitaux de Paris*, 4 et 28 juin 1909.)

OBSERVATION IX. — *Syphilis secondaire; Onyxis hypertrophique.*

M..., coiffeur, vingt-six ans, entre le 26 janvier 1909, salle Bazin, lit 66. Chancre induré en janvier 1908 dans le sillon balano-préputial ; éruptions cutanées et muqueuses. Commencement des altérations unguéales en décembre 1908. Au moment de l'entrée, éruption papuleuse miliaire sur le tronc, adénopathies généralisées; syphilides ulcéreuses à la face interne de la jambe gauche; plaques muqueuses, buccales, linguales, pharyngées.

Main droite : tous les ongles sont altérés ; auriculaire et annulaire, épaississement avec coloration noire ; médius, onyxis ulcéreuse, ongle presque décollé par l'ulcère ; index, ongle hypertrophique, pincé à sa racine, épaissi et soulevé à son extrémité ; pouce, mêmes lésions encore plus accentuées.

Main gauche : auriculaire et annulaire, coloration brune et fendillement transversal de l'ongle ; index, onyxis ulcéreuse ; médius, même lésion, l'ongle est presque détaché ; pouce, ongle hypertrophique, presque cylindrique, avec pincement du derme.

Douleurs et gêne des mouvements dans les deux mains.

Le malade est mis aux injections d'*Hectine* jusqu'au 21 mars en trois séries de 2 gr. 85 ; 2 gr. 80 ; 1 gr. 20, en tout 6 gr. 85. Avant de sortir, le 30 mars, il reçoit en outre une injection d'huile grise, de 0 gr. 06 de Hg. Le traitement avait amené la résolution des manifestations éruptives, la cicatrisation des onyxis ulcéreuses, et le commencement de la réparation des ongles tombés ; en somme, grande amélioration.

Observations de M. le Dr Dive.

(*Thèse, Paris*, 1910-1911.)

OBSERVATION X. — *Roséole intense généralisée :* Hectine.

N... Marguerite, vingt ans, domestique.

Accident primitif ignoré. Depuis dix jours, roséole généralisée, particulièrement intense sur les flancs et l'abdomen.

Adénopathie cervicale légère. Blennorrhagie.

Traitement par l'*Hectine* en injection de 0 gr. 20 tous les deux jours.

Du 15 au 22 décembre 1909, 0 gr. 80. La roséole a complètement disparu.

La malade sort avant la fin de la cure, le 1er janvier. On a injecté 1 gr. 60 d'*Hectine*. L'adénopathie cervicale persiste, mais très minime.

OBSERVATION XI. — *Roséole intense généralisée :* Hectargyre.

R..., dix-neuf ans, garçon charcutier.

Chancre du fourreau en octobre 1909, traité par l'huile grise à Cochin et actuellement guéri.

Entre dans le service pour une roséole intense généralisée datant de trois mois. Mis à l'*Hectargyre*.

Du 27 mars au 11 avril 1910, cure de 1 gr. 70, par injections quotidiennes de 0 gr. 10. Guérison complète.

OBSERVATION XII. — *Plaques muqueuses buccales :* Hectine.

P... Jeanne, trente-trois ans, fleuriste.
Vient à la consultation du Dr Balzer pour des maux de gorge.
Mariée depuis douze ans. Il y a onze ans, elle accouche d'une petite
fille mort-née (albumine). Petit garçon de sept ans, de constitution
délicate. La malade suit un traitement et un, régime pour une bron-
chite chronique. Le mari a eu, il y a trois semaines, un chancre de la
verge soigné avec des pilules mercurielles.

Actuellement, la malade présente des plaques muqueuses buccales
et pharyngées et une plaque muqueuse érosive à la commissure labiale
gauche. Ces accidents datent d'une quinzaine de jours.

Les ganglions ne sont pas atteints; on ne remarque aucune lésion
cutanée. Rien aux organes génitaux. L'accident primitif est méconnu.

Les urines ne contiennent ni sucre ni albumine.

La vue est défectueuse : l'examen à l'ophtalmoscope accuse une
myopie assez prononcée avec anastigmatisme, mais ne révèle aucune
lésion du fond de l'œil.

La malade est mise à l'*Hectargyre*. On injecte 0 gr. 10 tous les
jours. On commence le 29 juin 1910.

1er juillet : La malade se plaint de la piqûre de la veille qui a
été douloureuse toute la journée.

2 juillet : La piqûre de la veille a été bien supportée.

5 juillet : On suspend le traitement. On a injecté 0 gr. 60 d'*Hectargyre* en six doses de 0 gr. 10. Les deux dernières piqûres ont
encore provoqué une douleur assez intense. De plus, on constate
l'apparition d'une gingivite mercurielle, quoique la dose de mercure
ingérée n'ait été que 0 gr. 03. La malade accuse aussi de l'insomnie, mais pas de céphalée. Les plaques muqueuses pharyngées et
labiales s'améliorent sensiblement.

En présence des troubles douloureux et de l'intolérance manifeste
pour le mercure, la malade est mise à l'*Hectine* pure.

On injecte tous les deux jours 0 gr. 20.

7 et 8 juillet : Les piqûres sont parfaitement tolérées ; la gingivite
rétrocède.

Du 10 au 17 juillet, quatre injections de 0 gr. 20. Les plaques
muqueuses pharyngées ont disparu. L'érosion de la commissure labiale
se sèche et s'épidermise rapidement. La malade dort parfaitement.
Son état général est bon. Quelques picotements dans l'œil gauche.

Du 17 au 23 juillet, 0 gr. 60 d'*Hectine*. La plaque muqueuse buccale a complètement disparu. Mais une conjonctivite catarrhale s'est
déclarée et fait suspendre le traitement.

La malade a reçu, en vingt-quatre jours, 0 gr. 60 d'*Hectargyre* et
1 gr. 80 d'*Hectine* pure. La guérison obtenue est complète.

OBSERVATION XIII. — *Plaques muqueuses buccales moyennes :* Hectine.

Germaine A..., trente ans.

Accident primitif ignoré. Depuis deux mois, plaques muqueuses
buccales et pharyngées. Adénopathies multiples. Céphalée persistante
et rebelle. A essayé l'iodure de potassium, mais intolérance absolue.

On commence le traitement par l'*Hectargyre* le 23 juin, à raison
d'une injection quotidienne de 0 gr. 10. Les piqûres sont peu douloureuses, mais le 28 juin, une stomatite aiguë éclate. La céphalée
est moins intense, les plaques muqueuses rétrocèdent.

Après un repos de deux jours, on met la malade à l'*Hectine* en
injections de 0 gr. 20 tous les deux jours.

4 juillet : La céphalée a complètement disparu.

16 juillet : Fin de la cure, 1 gr. 90 d'*Hectine* et 0 gr. 05 d'oxycyanure. Guérison complète des plaques buccales.

Du 6 au 20 décembre, on injecte encore 1 gramme d'*Hectine*. Les
piqûres sont bien tolérées. La céphalée et les plaques muqueuses pharyngées ont complètement disparu. L'adénopathie persiste à droite,
mais peu accentuée. Les syphilides papulo-ulcéreuses sont considérablement améliorées ; les éléments indurés de la face restent stationnaires.

Ainsi donc, la plupart des accidents secondaires que présentait la malade ont cédé après une cure de 2 grammes d'*Hectine* en vingt-cinq jours. L'éruption papuleuse forte, quoique améliorée, persiste. On porte la cure à 3 grammes.

Du 20 au 29 décembre, on injecte encore 1 gramme d'*Hectine*. Les éléments de la face s'affaissent un peu, les éléments ulcéro-croûteux du tronc sont cicatrisés.

Observation XIV (résumé). — *Plaques muqueuses :* Hectargyre.

L. J..., vingt-deux ans, ménagère.
Plaques muqueuses vulvaires érosives.
Hectargyre en injections quotidiennes de 0 gr. 10.
Du 2 au 20 février, 1 gr. 80. Les lésions ont complètement disparu depuis le 15 février.

Observation XV (résumé). — *Plaques muqueuses :* Hectargyre.

L. G..., dix-huit ans et demi, couturière.
Chancre de la grande lèvre gauche avec adénopathie inguinale. Apparu le 1er décembre. Traité et guéri, salle Alibert, avec trois piqûres d'huile grise. Entre pour plaques muqueuses vulvaires apparues le 1er février 1910.
Hectargyre en injections quotidiennes de 0 gr. 10.
Du 8 au 27 mars 1910, 2 grammes. La guérison des plaques a été obtenue après dix injections.

Observation XVI (résumé). — *Plaques muqueuses :* Hectargyre.

F. J..., vingt-quatre ans, domestique.
Roséole intense généralisée avec quelques éléments papuleux disséminés, datant de cinq semaines. Depuis quinze jours, plaques muqueuses vulvaires. Céphalée intense et rebelle.
Du 23 février au 1er mars, 6 injections de 0 gr. 10 d'*Hectargyre*. La roséole pâlit. Les plaques muqueuses rétrocèdent lentement. Céphalée disparue.
11 mars : Fin de la cure. 1 gr. 70 d'*Hectargyre*. Guérison complète.

Observation XVII (résumé). — *Plaques muqueuses :* Hectargyre.

B. J..., dix-neuf ans, domestique.
Plaques muqueuses vulvaires et roséole.
Du 19 février au 9 mars 1910, 2 grammes d'*Hectargyre* en injections quotidiennes de 0 gr. 10. Guérison complète.

Observation XVIII (résumé). — *Plaques muqueuses :* Hectargyre.

H. A..., dix-neuf ans, journalière.
Plaques muqueuses vulvaires érosives. *Hectargyre* 0 gr. 10 par jour en injections.
Du 22 mars au 8 avril : 0 gr. 70. Amélioration des plaques, mais apparition d'une roséole.
19 février : Fin de la cure, 1 gr. 90 d'*Hectargyre*. Guérison complète des plaques. La roséole a disparu.

Observation XIX (résumé). — *Plaques muqueuses :* Hectargyre.

P. C..., dix-neuf ans, modiste.
Plaques muqueuses vulvaires. Roséole. Début il y a deux mois.
Hectargyre en injections quotidiennes de 0 gr. 10.
Du 15 au 20 février, 0 gr. 50. A ce moment, apparition d'une éruption papuleuse acnéiforme très disséminée, plus intense sur les bras et le front.
Du 20 au 25 février, 0 gr. 60. Les plaques muqueuses vulvaires ont disparu. L'éruption s'affaisse et pâlit rapidement.
Fin de la cure, 6 mars. 2 grammes d'*Hectargyre*. Guérison complète.

Observation de M. le Dr Grognot.

OBSERVATION XX. — *Syphilis secondaire moyenne :* Hectargyre.

X..., ouvrier de ferme, atteint de syphilis secondaire, traité depuis longtemps par les pilules de protoiodure. Mais les plaques muqueuses buccales et anales ne paraissent pas devoir céder. Intense poussée de roséole généralisée, s'accompagnant de fièvre et de courbature qui obligent le malade à garder le lit.

Traité par l'*Hectargyre* en injections de 0 gr. 20 tous les trois jours. La fièvre et la fatigue disparurent dès la quatrième injection. A la septième, le malade était complètement débarrassé de toutes manifestations extérieures secondaires. Guérison complète avec 1 gr. 40.

Observation de M. le Dr Ferrand.

OBSERVATION XXI. — *Syphilis secondaire moyenne :* Hectargyre.

X..., trente-deux ans, chancre de la rainure.

Consulte en février 1910 pour une roséole généralisée s'accompagnant d'érythème laryngé et de céphalée avec paroxysmes vespéraux.

Traité par l'*Hectargyre* en injections de 0 gr. 20 tous les deux jours.

Piqûres indolores, mais après la troisième injection, une stomatite légère fait suspendre le traitement. A ce moment, plaques muqueuses buccales.

La cure, reprise trois jours après, comprend une série de huit injections de 0 gr. 20, complétée ensuite par l'absorption de deux pilules de 0 gr. 10 d'*Hectargyre* tous les jours pendant dix jours, soit en tout 2 grammes en injection et 20 pilules. Guérison.

Observations de M. le Dr F. Parent.

OBSERVATION XXII. — *Syphilis moyenne :* Hectine *et* Hectargyre.

M. X..., vingt-cinq ans, ajusteur.

Syphilis datant de trois mois. Le chancre siégeait au niveau du sillon balano-préputial ; cicatrice indurée au niveau de l'accident primitif.

S'est traité au début par des dragées achetées à la pharmacie du Midi où il avait été consulter.

La cicatrisation du chancre a été tardive. Il persiste une adénopathie inguinale volumineuse. Plaques muqueuses buccales.

Au niveau de la face interne de la jambe gauche, ulcération d'aspect spécifique, ressemblant à une gomme en voie de cicatrisation.

Sur la jambe gauche, mais un peu plus haut, syphilide papulo-squameu e, avec collerette de Biett.

Traitement. — 5 piqûres d'*Hectargyre* à 0 gr. 10 ; 10 piqûres d'*Hectargyre* à 0 gr. 20, soit, cure totale : 2 gr. 50 d'*Hectine* pure et 0 gr. 15 d'oxycyanure.

Sur la jambe, pansement à l'eau bouillie d'abord, puis teinture d'iode et pansement sec. L'ulcération guérit rapidement.

Disparition des plaques muqueuses.

Le malade a paru satisfait de voir guérir rapidement des accidents restés stationnaires pendant longtemps.

OBSERVATION XXIII. — *Plaques muqueuses buccales; Syphilides disséminées.*

M. X..., vingt-huit ans, employé de bureau.

Syphilis datant de huit mois ; l'accident primitif siégeait sur le fourreau de la verge, et il persiste encore un petit noyau induré.

Vient porteur de trois plaques muqueuses buccales, dont une siégeant sur le dos de la langue, remontant à six semaines environ. Le malade vient consulter parce que cette plaque muqueuse de la langue ne disparaît pas avec le crayon au nitrate d'argent.

Quelques syphilides sur le tronc et les avant-bras.

Traitement. — Cinq piqûres d'*Hectargyre* à 0 gr. 10 ; dix piqûres d'*Hectargyre* à 0 gr. 20, soit 2 gr. 50.

10 mai : Disparition des plaques muqueuses et des syphilides.

Dans les cas de syphilides secondaires circonscrites, les injections d'*Hectine* pratiquées, soit localement, sous la lésion ou dans son voisinage, soit profondément dans les muscles fessiers, donnent encore les meilleurs résultats.

SYPHILIDES CUTANÉES GÉNÉRALISÉES

Les éruptions cutanées généralisées, par le polymorphisme qu'elles peuvent présenter et par le caractère de leur évolution, constituent, étant donné qu'elles s'accompagnent fréquemment d'autres manifestations, une des formes les plus communes de la syphilis secondaire.

Contre ces syphilides généralisées, un traitement spécifique, quel qu'il soit, donne toujours des résultats qui, très satisfaisants dans la majorité des cas, peuvent cependant être lents à se manifester. C'est ce que nous avons constaté dans les cas traités par l'*Hectine* pure, cas dont la guérison a été plus rapide lorsqu'on les a traités par l'*Hectargyre*.

OBSERVATION XXIV. — *Syphilides papulo-croûteuses de la face :* Hectargyre.

T. C..., vingt-trois ans, garçon marchand de vins.
Aucun antécédent héréditaire ni collatéral.
Fièvre typhoïde dans le jeune âge. Le malade a fait son service militaire aux colonies où il contracta le paludisme et probablement la syphilis. Il n'a aucun souvenir d'un accident primitif quelconque. Il présenta, il y a douze ans, des syphilides papulo-croûteuses disséminées sur le tronc et les membres. Il y a deux ans, à la suite d'un grave traumatisme, coup de pied dans les parties, paraît-il, la castration fut pratiquée par le Dr Demoulin.
Le malade, jusqu'à présent, ne s'est traité que par l'iodure de potassium seul; d'ailleurs, avoue-t-il, très irrégulièrement.
Il y a quinze mois, à la suite d'un traumatisme, sans qu'il puisse d'ailleurs préciser davantage, le malade voit paraître sur son front une ulcération qui s'élargit de jour en jour.
Il y a six semaines, une autre ulcération apparaît à la commissure labiale droite. Il entre alors dans le service du Dr Brocq où l'on pratique une série d'injections de biiodure de mercure. Ne constatant pas de résultat appréciable, le malade sort. Le mal augmentant de jour en jour, il entre dans le service le 27 janvier 1910.
On observe des syphilides croûteuses et papulo-ulcéreuses confluentes, siégeant sur la région frontale intersourcillière, la racine du nez et la face interne des orbites; ce placard représente assez bien la forme d'une chauve-souris; quelques éléments suintent et saignent facilement, la lésion est d'ailleurs indolore.
Sur le sillon mento-génien droit, on remarque un autre groupe de syphilides papulo-croûteuses à éléments plus petits, groupés en corymbe, du diamètre d'une pièce de 1 franc.
Ces lésions ne s'accompagnent d'aucun retentissement ganglionnaire; l'état général est excellent.
Après une cure de dix jours par le sirop mixte, une légère amélioration survient; les éléments desquament un peu, mais restent néanmoins fortement groupés et indurés; le placard présente un aspect granuleux, rouge et suintant.
On met localement de la pommade au calomel et l'on institue un traitement régulier par l'*Hectargyre*, le 10 février. On injecte chaque jour 0 gr. 10 d'*Hectargyre*; les piqûres sont bien supportées et l'on voit l'amélioration s'accentuer de jour en jour; le 25 février, le malade, satisfait du résultat et le trouvant suffisant, quitte le service.
On a injecté 1 gr. 50 d'*Hectargyre* sans arrêt; les syphilides de la face ont disparu sur le front et les lèvres, ne laissant qu'une cicatrice rosée et mate en voie de régression.

Observation XXV. — *Syphilides papulo-squameuses circonscrites :*
Hectargyre.

J..., vingt-neuf ans, employé de commerce.
Chancre induré de la rainure, il y a neuf ans. Soigné au régiment
par la pommade au calomel; le chancre guérit au bout de deux mois.
À la même époque, les accidents secondaires apparaissent : adénopathie généralisée, roséole, céphalée, alopécie; le malade, traité par les
pilules mercurielles et l'iodure de potassium, quitte le régiment en
voie de guérison.
Depuis huit ans, il n'a suivi aucun traitement.
Il présente actuellement des syphilides papuleuses en corymbe,
mais peu étendues sur l'avant-bras gauche; trois syphilides papulo-
squameuses des dimensions d'une lentille, une à la face postérieure
du fourreau, deux à la face antérieure du scrotum.
L'état général est excellent. La vue est bonne, les urines sont normales.
Traité par l'*Hectargyre* en injections de 0 gr. 10 par jour.
On commence le 22 mars.
26 mars : 0 gr. 40 en quatre injections. Déjà les lésions du scrotum
et du fourreau perdent leurs caractères squameux; leur surface est
lisse et rouge. Le placard papuleux de l'avant-bras s'affaisse rapidement, le type en corymbe est beaucoup moins net.
29 mars : Les lésions du scrotum sont à peine visibles, la syphilide du fourreau est encore rosée. Au bras, les lésions rétrocèdent
rapidement, un ou deux éléments persistent, surélevés, les autres,
affaissés depuis plusieurs jours, pâlissent de plus en plus.
7 avril : 1 gramme d'*Hectargyre* en dix injections.
Plus rien aux organes génitaux. Quelques éléments rosés persistent
à l'avant-bras.
13 avril : Guérison complète. Le malade, enchanté, trouve inutile
les trois injections qui restent pour compléter la cure. On a injecté
1 gr. 70 d'*Hectargyre* en vingt jours.

Observation XXVI. — *Syphilides du nez :* Hectine.

P..., trente-six ans.
Chancre de la verge, il y a vingt ans. Paralysie d'une corde vocale.
Depuis l'âge de dix ans, crises convulsives épileptiformes très fréquentes.
Entre pour un placard de syphilides papulo-tuberculeuses siégeant
sur le dos et l'aile droite du nez et des dimensions d'une pièce de
5 francs; début il y a quatre mois. De plus, on remarque deux petites
syphilides ulcéreuses sur le bord libre de la narine droite et sur son
bord inférieur. Pas d'autres accidents secondaires. Etat général bon.
Urines normales. Vue bonne.
Traitement par l'*Hectine* en injections intra-musculaires de 0 gr. 20
tous les deux jours.
Du 9 au 15 octobre, quatre piqûres bien supportées. Quelques éléments commencent à s'affaisser.
Du 17 au 30, fin de la cure : sept injections. Dose : 2 gr. 20 en
vingt et un jours. Les syphilides ulcéreuses de la narine sont cicatrisées. Quelques éléments papulo-tuberculeux encore rouges et indurés persistent sur le dos du nez.

Observation XXVII. — *Syphilides ulcéreuses de la jambe gauche :*
Hectine.

M..., quarante-sept ans, voyageur.
Blennorrhagie à vingt ans. Aucun autre antécédent personnel.
Il y a neuf ans, il présenta un chancre de la base du gland, sans
adénopathie; de lui-même, le malade institua un traitement local à
l'eau boriquée, et au bout de six mois, tout avait disparu.
Il y a cinq ans, apparition de syphilides sur la malléole interne
droite; et depuis trois ans, le mal a gagné la jambe gauche; les ulcérations augmentent de jour en jour et malgré des pansements variés,

le mal s'accentue et envahit complètement la jambe jusqu'au tiers supérieur.

Actuellement, érosions sanieuses, bourgeonnantes, polycycliques, confluentes, formant un large placard en forme de croissant, avec autour des cicatrices de lésions anciennes.

Le malade ne signale aucun autre accident, aucune autre complication, ni adénite, ni plaques muqueuses, ni céphalalgie.

La vision est un peu plus faible du côté gauche, mais pas de lésions du fond de l'œil. Les urines sont normales. Le malade a déjà essayé l'iodure de potassium, mais présente, pour ce médicament, une intolérance absolue.

Quoiqu'il se fatigue beaucoup dans son métier, son état général est satisfaisant.

Traitement. — Localement, pansements humides à la résorcine, et traitement général par l'*Hectine.*

On commence les injections le 15 décembre, à raison de 0 gr. 20 tous les deux jours. Du 15 décembre au 5 janvier, 2 grammes d'*Hectine* sont ainsi injectés. Les piqûres sont très bien supportées; la plaie, nettoyée par les pansements humides à la résorcine, commence à prendre un aspect meilleur; en outre, les bords des différents ulcères qui la composent s'aplatissent et leur fond pâlit légèrement.

Après un repos de quinze jours, on recommence une nouvelle série de piqûres d'*Hectine* dans les mêmes conditions. Du 19 janvier au 7 février, on injecte 1 gr. 90 d'*Hectine.* Presque toute la face interne de la jambe est complètement transformée; non seulement, le fond bourgeonnant et granuleux a disparu, mais l'induration n'existe plus; un nouveau tissu s'est formé durant cette deuxième cure, et gagne chaque jour de plus en plus; il n'est pas exagéré de dire que tous les deux jours l'amélioration augmente à vue d'œil.

7 février : Il ne persiste plus, à la partie inféro-externe de la jambe, qu'une ulcération du diamètre d'une pièce de 5 francs, légèrement bourgeonnante et de bonne nature. De plus, le malade qui ne pouvait marcher qu'en s'appuyant sur l'épaule de sa fille, se sert maintenant sans crainte de sa jambe malade, et marche facilement seul en s'aidant d'une canne. L'état général est toujours excellent.

Après douze jours de repos, on décide de terminer complètement par une nouvelle série de piqûres. Du 18 février au 9 mars, on injecte 2 grammes d'*Hectine.* A la huitième injection, la réparation est complète; le membre a repris son volume normal; il ne persiste qu'une coloration cuivrée et une certaine fragilité des tissus dues à leur récente formation et à un état légèrement variqueux du membre.

Observations de M. le Dr Dive.

(Thèse, Paris, 1910-1911.)

OBSERVATION XXVIII. — *Syphilis secondaire moyenne :* Hectine.

B. L...., vingt-trois ans.

Chancre du méat apparu le 2 juin 1910, avec adénopathie inguinale bilatérale intense. Plaques muqueuses labiales. Eruption papuleuse lenticulaire généralisée. Vue bonne. Urines normales.

Traitement. — *Hectine* en injections quotidiennes de 0 gr. 10.

Du 15 au 20 juin, 1 gramme d'*Hectine.* Les piqûres sont indolores, le fond du chancre ulcéré pâlit et commence à granuler. Le malade continuant à fumer, les plaques muqueuses restent stationnaires.

Les syphilides papuleuses pâlissent sur le tronc, mais restent stationnaires à la face.

Du 27 juin au 6 juillet, 1 gramme d'*Hectine* administré en injections de 0 gr. 20 tous les deux jours. Le chancre est en bonne voie de cicatrisation.

L'adénopathie inguinale persiste. Les plaques muqueuses labiales ont disparu. L'éruption rétrocède rapidement sur le tronc et les membres. A la face, les éléments commencent à s'affaisser.

Du 11 au 20 juillet, 1 gramme d'*Hectine.* La dernière piqûre a été douloureuse toute la journée. Le chancre est complètement guéri. L'adénopathie persiste. L'éruption continue à s'améliorer à la face;

par contre, quelques éléments indurés réapparaissent à la région lombaire.

Ainsi donc, si le chancre et les plaques muqueuses ont cédé rapidement avec 2 grammes d'*Hectine*, l'éruption papuleuse, par contre, a semblé rebelle à une cure de 3 grammes.

OBSERVATION XXIX. — *Eruption secondaire papuleuse généralisée :* Hectine.

Mme E. C..., trente-deux ans.

Pas d'antécédents héréditaires ni personnels.

Entre une première fois dans un service, à Saint-Louis, pour une éruption papuleuse disséminée, suffisamment caractéristique pour faire porter le diagnostic de syphilis, quoique l'accident primitif soit méconnu. A cette époque, la malade est traitée par des injections mercurielles quotidiennes d'abord, puis hebdomadaires. Après deux mois de traitement, la malade sort guérie, mais suspend tout traitement.

Il y a trois semaines, fin février 1910, apparition d'une nouvelle éruption érythémateuse, dont les éléments légèrement surélevés présentent actuellement un aspect urticarien.

Disséminés sur la face, ces éléments confluent au niveau de la lèvre supérieure formant un placard rectangulaire.

Aux membres supérieurs, ils sont surtout marqués et nombreux au pli du coude et à la face antérieure du poignet; surélevés, légèrement indurés, ils présentent une teinte rouge foncé.

Le tronc ne présente que quelques papules aberrantes peu accentuées.

Les membres inférieurs, surtout les cuisses et les fesses, présentent quelques éléments disséminés.

Sur toute la surface du corps, d'ailleurs, on remarque les stigmates pigmentés d'une éruption antérieure.

La malade ne présente pas d'autres accidents secondaires. Les urines sont normales; la vue est bonne; l'état général est satisfaisant.

La malade est mise à l'*Hectine*, le 25 mars, à raison de 0 gr. 10 par jour en injection dans les muscles fessiers.

Du 25 mars au 1er avril, on injecte 0 gr. 60 d'*Hectine*. Les piqûres sont bien supportées. L'éruption a pâli sensiblement et les éléments s'affaissent surtout au niveau de la lèvre supérieure.

Du 2 au 7 avril, 0 gr. 50. L'amélioration continue. Les éléments pâlissent et s'affaissent de plus en plus. Aux membres inférieurs, ils ont presque disparu.

Du 8 au 17 avril, 0 gr. 90. Le placard de la lèvre ne forme plus qu'une tache rose, sans induration, irrégulière. Les autres éléments de la face et des bras quoique très améliorés et affaissés, présentent encore une coloration rouge vif. La malade sort.

Cette amélioration remarquable a été obtenue avec exactement 2 grammes d'*Hectine* en vingt injections de 0 gr. 10.

OBSERVATION XXX. — *Eruption papulo-squameuse disséminée; Plaques muqueuses buccales :* Hectine *et* Hectargyre.

M. H..., vingt ans, garçon de café.

Le malade n'a eu d'autres antécédents morbides qu'une pneumonie il y a quatre mois.

Il y a trois mois, apparition d'un chancre à la partie antérieure du prépuce avec adénopathie inguinale bilatérale intense. A la consultation de Saint-Louis, on ordonne la pommade au calomel, mais au dire du malade, pas de traitement général. Au bout de trois semaines, le chancre disparaît.

Le malade entre dans le service le 17 décembre 1909 pour une éruption cutanée survenue après la guérison du chancre. C'est une éruption papuleuse, lenticulaire, disséminée, particulièrement forte dans le dos et à la nuque.

On note de plus des adénopathies multiples, mais légères, et des plaques muqueuses buccales et pharyngées.

L'état général est excellent. Les urines sont normales. La vue est bonne.

On fait le traitement par l'*Hectine* en injections intra-musculaires de 0 gr. 20 tous les deux jours. On commence le 25 novembre, mais le malade constatant une légère amélioration, juge bon de quitter le service, et on suspend le traitement le 1er décembre, après avoir injecté 80 centigrammes d'*Hectine*.

Néanmoins, voulant continuer à se soigner, il se fait faire une piqûre d'huile grise au dispensaire de Saint-Lazare, le lendemain de sa sortie. Mais l'éruption augmentant d'intensité et envahissant la face, le malade revient nous voir le 18 décembre.

L'état général est moins satisfaisant et une légère dépression nerveuse se manifeste. L'éruption, tenace et intense, a nettement pris le type psoriasiforme à petits éléments. Les plaques muqueuses buccales persistent.

On remet le malade à l'*Hectine* comme précédemment.

Du 20 décembre 1909 au 8 janvier 1910, on injecte 1 gr. 80 d'*Hectine* à raison de 0 gr. 20 tous les deux jours. Les plaques muqueuses ont disparu.

L'état général s'est considérablement amélioré. Par contre, l'éruption généralisée à tout le corps ne rétrocède que lentement.

Après une période de repos de douze jours, on a recours à l'*Hectargyre*, dont on injecte 0 gr. 10 tous les deux jours. Les piqûres sont indolores.

Du 21 janvier au 13 février, on injecte 1 gr. 80 d'*Hectargyre*. L'éruption a complètement perdu son caractère psoriasiforme; les éléments sont décolorés et tendent à disparaître, sur la face, le tronc et les avant-bras qui ne présentent plus que des macules peu nombreuses. Sur les membres inférieurs, d'assez nombreuses papules lenticulaires persistent.

Observation de M. le D⁻ A. Demelle.

Observation XXXI. — *Syphilides palmaires desquamantés :* Hectargyre.

J'ai fait absorber des pilules d'*Hectargyre* à raison de deux par jour pendant douze jours à un malade en sixième année de syphilis, atteint de *syphilides palmaires desquamantés* et de plaques linguales douloureuses du bord droit de la langue.

Vers le neuvième jour, les plaques linguales qui avaient résisté à l'huile grise ont disparu sans autre traitement local que les soins habituels de bouche en temps de traitement mercuriel : rinçages à H² O² ou 1/4.

La desquamation palmaire s'est ainsi arrêtée et tend actuellement à disparaître. Donc, excellents résultats au point de vue antisyphilitique.

Observation de M. le D⁻ V. Ros.

Observation XXXII. — *Plaques muqueuses :* Hectine.

J'ai eu l'occasion d'employer l'*Hectine* dans un cas de *syphilis secondaire*, chez une de mes malades, en injections hypodermiques, suivant la technique indiquée par M. F. Balzer, dans son article paru dans la *Presse Médicale* (n° du 16 avril 1910).

Chez ma malade, l'infection remontait à deux ans environ; malgré l'application des traitements habituels, d'ailleurs très mal tolérés, on pouvait noter la persistance de plaques muqueuses bucco-pharyngées et anales.

Après une série de 10 piqûres d'*Hectine*, ces phénomènes ont disparu. Ma malade a très bien supporté le traitement. A aucun moment, nous n'avons noté de névrite optique, de congestion de la face ou de la région péri-orbitaire, ou de l'erythrodermie exfoliante, ainsi que cela se produit par l'emploi d'autres sels arsenicaux organiques (cacodylates, aloxyl).

En somme, l'*Hectine* constitue un excellent produit d'une tolérance parfaite, d'une réelle efficacité dans la syphilis et n'exposant pas aux dangers des autres sels arsenicaux.

CEPHALÉE SPÉCIFIQUE

En dehors des manifestations muqueuses ou cutanées,
la syphilis secondaire présente d'autres symptômes qui, par
leur fréquence ou leur gravité, appellent particulièrement
l'attention du médecin.

La céphalée est certainement une des manifestations
secondaires les plus pénibles. Par son intensité, sa ténacité
et ses paroxysmes nocturnes, elle exaspère le malade, qui
cherche en vain, par des antinervins variés, à calmer sa
souffrance.

Elle est souvent la révélation d'une syphilis jusque-là
ignorée, et il n'est pas rare de découvrir, chez le malade,
des accidents cutanés ou muqueux concomitants.

L'*Hectine* pure semble avoir une action particulièrement remarquable sur la céphalée d'origine spécifique, à
en juger par la rapidité avec laquelle nous l'avons vue disparaître dans certains cas, dont voici les plus frappants.

Observations de M. le D Rehm.

(*Thèse, Paris*, 1910-1911.)

OBSERVATION XXXIII. — *Syphilides papulo-tuberculeuses circonscrites;*
Céphalée : Hectine. — *Traitement local.*

M... Marie, trente-quatre ans.
Vient à la consultation pour des boutons siégeant à la partie supérieure de la cuisse gauche.
En 1906 et en 1907, deux fausses couches de six semaines. Pas
d'autre grossesse. Métrite chronique, pertes blanches abondantes ; pas
d'autres antécédents personnels.
Il y a un an, la malade s'aperçoit qu'un petit bouton apparaît à
la partie supéro-externe de la cuisse gauche.
Actuellement, on remarque au niveau de la fossette rétrotrochan-
térienne un placard éruptif de la largeur de la main. Il est composé
d'éléments assez petits, mais franchement indurés, rouge intense, légèrement lichénifiés et groupés en corymbes. Ces corymbes, au nombre de cinq, sont réunis les uns aux autres par d'autres papules plus
discrètes ; l'ensemble de la lésion figure assez bien un croissant à
grosse extrémité inférieure ; elle s'accompagne d'un très léger prurit,
d'ailleurs intermittent.
Accident primitif ignoré. Les ganglions ne semblent pas atteints;
la malade se plaint en outre d'une céphalée intense et tenace.
Urines normales. Vue bonne. Etat général excellent. Comme traitement spécifique, iodure de potassium, d'une façon d'ailleurs intermittente et à des doses insuffisantes.
Nous instituons le traitement par l'*Hectine* pure. En raison de la
localisation et du peu d'étendue de l'éruption, nous faisons des injections de 0 gr. 10 tous les jours, dans le tissu cellulaire, en bordure
même de la lésion en commençant par la partie supérieure.
25 novembre : Première injection de 0 gr. 10 douloureuse.
30 novembre : Sixième injection de 0 gr. 10 d'*Hectine;* les éléments
s'aplatissent un peu, pâlissent et leur distribution commence à
se modifier. Les piqûres locales à la périphérie du placard éruptif,
sont toujours très douloureuses. Nous continuons néanmoins.

4 décembre : L'état reste un peu stationnaire; on a injecté 0 gr. 80 d'*Hectine* en huit jours. Mais la douleur de la piqûre dans le tissu cellulaire est telle que nous abandonnons ce procédé. Notons d'ailleurs que jamais à ce niveau, nous n'avons observé la moindre réaction inflammatoire. Nous reprenons les injections à 0 gr. 20 tous les deux jours en plein muscles fessiers. La céphalée fait encore quelques apparitions le soir, mais l'insomnie a disparu.

13 décembre : Cinquième injection de 0 gr. 20 : la dose totale depuis le début du traitement est de 1 gr. 90.

Les piqûres sont très bien supportées. Les syphilides sont très aplaties et très pâles : l'induration n'existe plus et quelques-unes même ont complètement disparu. Il est impossible de reconnaître la lésion primitive. La céphalée n'existe plus. L'état général est toujours bon.

La malade, après une période d'absence d'une quinzaine de jours, est revenue nous voir. L'amélioration obtenue persiste. Nous faisons encore une série de six injections de 0 gr. 20 tous les deux jours. La dose totale monte alors exactement à 3 grammes d'*Hectine.* Guérison.

Observation XXXIV. — *Céphalée rebelle :* Hectine.

Mme D..., vingt-huit ans, ménagère.

Vient à la consultation pour maux de tête tenaces et intenses.

Chancre vulvaire il y a deux mois, suivi un mois après d'une roséole généralisée. Pour tout traitement quatre piqûres d'huile grise.

La céphalée qui dure depuis un mois, débute chaque matin par des douleurs dans la mâchoire inférieure, qui irradient bientôt vers le crâne; la malade ressent alors une douleur intense qu'elle compare à un cerceau de fer lui comprimant les tempes. Elle appréhende de s'alimenter et a un sommeil très agité.

Elle a essayé le pyramidon, l'antipyrine, l'aspirine, mais n'a obtenu que des rémissions insignifiantes.

On note de plus, à l'examen, une plaque muqueuse érosive sur l'amygdale gauche et une éruption papuleuse disséminée et très discrète.

La malade est mise à l'*Hectine* le 2 octobre; mais les injections de 0 gr. 20 sont très irrégulières.

22 octobre : On a injecté 1 gr. 40 d'*Hectine.* La céphalée qui a commencé à disparaître dès la deuxième injection n'a pas reparu depuis le 19 octobre, cinquième injection. La plaque muqueuse amygdalienne a disparu. Quelques papules très plates et très pâles persistent sur les cuisses.

30 octobre : La guérison est complète. Cure, 1 gr. 60 en trois semaines.

Observation XXXV. — *Céphalée rebelle avec insomnie; Eruption acnéiforme disséminée :* Hectine.

C... Marie, trente ans, mécanicienne.

Se présente à la consultation pour une éruption acnéiforme généralisée et pour une céphalée rebelle.

Aucun antécédent héréditaire. Pas d'antécédents personnels, la malade a toujours joui d'une bonne santé. Elle a eu six grossesses; il y a treize ans, elle a accouché d'une fille qui est actuellement en bonne santé, puis elle a fait successivement quatre fausses couches de trois mois; enfin elle a mené sa sixième grossesse à·terme et a accouché d'un garçon, mort à l'âge de trois ans, de méningite.

Le mari, âgé de trente-deux ans, a fait son service militaire à Brest et aurait été, au dire de la malade, contaminé à cette époque. Il présente, paraît-il, de nouveaux accidents cutanés depuis six mois, et suit régulièrement un traitement à l'hôpital Saint-Louis.

La malade affirme n'avoir jamais eu de chancre, ni aucune manifestation cutanée ou muqueuse. Il y a seulement quinze jours, elle s'est aperçue que des boutons apparaissaient un peu partout sur son corps. Actuellement, on observe une éruption papuleuse lenticulaire, à éléments assez petits, à certains endroits rouge et indurée, à d'autres acnéiforme, disséminée sur le tronc, les membres supérieurs, la face et le cuir chevelu.

Depuis cette époque, la malade accuse un mal de tête intolérable, intermittent et fugace dans la journée, mais s'installant régulièrement vers 8 heures tous les soirs et persistant une grande partie de la nuit. C'est une douleur profonde, lancinante, que la malade compare à un étau qui lui comprimerait le crâne : cette céphalée tenace et rebelle à tout traitement habituel tel que l'antipyrine et le pyramidon, fait que la malade passe toutes ses nuits dans une insomnie pénible, souvent accompagnée de cauchemars.

L'examen minutieux de la malade ne révèle d'autre stigmate qu'une adénopathie généralisée assez marquée, mais qui respecte toutefois les ganglions épitrochléens. L'état général est assez satisfaisant malgré une légère dépression morale.

Comme traitement, la malade prend de l'iodure de potassium assez irrégulièrement, mais sans résultat. On institue le traitement par l'*Hectine* seule, à raison d'une injection de 0 gr. 20 tous les deux jours.

On commence le 17 février; le lendemain, la malade accuse une grande douleur dans tout le membre inférieur droit, qui dura toute la journée et toute la nuit. Par contre, elle dit que son mal de tête a disparu, ce qui nous paraît vraiment exagéré. On pratique de nouveau une injection de 0 gr. 20 le 18 février.

21 février : Nouvelle injection. Celle de la veille a été indolore, mais la céphalée a fait son apparition le soir et a duré une grande partie de la nuit; l'état de l'éruption reste stationnaire.

23 février : La céphalée persiste encore une partie de la nuit, intermittente d'ailleurs. Sur les membres, les papules commencent à s'affaisser et à pâlir. On injecte 0 gr. 20 d'*Hectine*.

25 février : La céphalée n'apparaît plus que rarement; la nuit elle diminue de plus en plus; apparaissant le soir, après le dîner, elle dure une heure et demie, mais est, du reste, plus supportable; l'insomnie a complètement disparu. La malade, dont l'état général est satisfaisant, se plaint de douleurs dans les mollets et les muscles du bras. Toujours 0. gr. 20 d'*Hectine*. .

28 février, 2 et 4 mars : Nouvelles injections de 0 gr. 20 d'*Hectine*. Les douleurs musculaires n'ont pas réapparu. Quant à la céphalée, la malade annonce avec joie n'avoir rien ressenti depuis deux jours. L'éruption de la face pâlit un peu.

7 mars : On injecte encore 0 gr. 20 d'*Hectine*.

Depuis, nous n'avons pas revu la malade.

On a injecté en trois semaines 1 gr. 80 d'*Hectine*. La première piqûre seule a été douloureuse, les autres ont été bien supportées et à la huitième injection, la guérison de la céphalée était complète. L'éruption persistait discrète et très disséminée.

Observation XXXVI. — *Céphalée rebelle :* Hectine.

G..., trente-sept ans, préparateur en pharmacie.

Ethylique et paludique, contracte aux colonies un chancre de la verge, il y a cinq ans. Depuis cette époque, le malade s'est régulièrement traité avec les pilules de protoiodure, et n'a jamais présenté aucun accident spécifique secondaire.

Depuis deux mois, syphilides squameuses palmaires peu étendues aux deux mains. Mais le malade entre surtout pour une céphalée intense et rebelle, s'accompagnant d'insomnie et de cauchemars, et, dans la journée, de vertiges et d'éblouissements. De plus, le malade accuse une amnésie complète, mais passagère, il y a trois semaines.

Pas de signes de tabes, vue bonne; urine normale; état général satisfaisant.

Traitement par l'*Hectine*, 0 gr. 20 tous les jours en injections. Cependant, le 6 octobre, on fait une première injection massive de 0 gr. 60.

12 octobre : Trois injections à 0 gr. 20. En tout 1 gr. 20. La dose massive a été particulièrement bien tolérée, un engourdissement insignifiant consécutif à la piqûre a cédé au bout d'une heure. Les autres

piqûres sont indolores. Les syphilides palmaires ont disparu dès le 10 octobre.

La céphalée laisse quelque trêve au malade la nuit.

Fin de la cure le 21 octobre, 2 grammes d'*Hectine*. La céphalée ne fait plus que d'intermittentes apparitions. L'état général du malade s'est considérablement amélioré.

OBSERVATION XXXVII. — *Chancre du fourreau très ulcéré; Eruption polymorphe; Céphalée* : Hectargyre.

P. C..., trente-cinq ans, homme de peine.

Pas d'antécédents morbides.

A la fin du mois de mars 1910, chancre induré du fourreau. Le malade ne consulte pas et ne suit aucun traitement.

Un mois après, le chancre ulcéré forme une plaie des dimensions d'une pièce de deux francs.

Le malade ne consulte toujours pas et applique sur la verge des compresses d'eau bouillie. Mais ne remarquant aucune tendance à la guérison, il entre dans le service, le 15 mai 1910.

A l'examen, on trouve à la face antérieure du fourreau de la verge, une ulcération des dimensions d'une pièce de deux francs. Les bords, taillés à pic, sont décollés : le fond est granuleux, rouge et sanieux; la base indurée repose sur une infiltration énorme des tissus environnants. Adénopathie inguinale bilatérale intense.

De plus, éruption papuleuse, datant de dix jours; les éléments lenticulaires sont disséminés sur le tronc et les membres, avec quelques éléments psoriasiformes, plus rouges et nettement papulo-tuberculeux au niveau du scrotum et de la partie supéro-interne des cuisses.

Le malade accuse, de plus, une céphalée intense, persistante, hémicranienne, à paroxysmes vespéraux et s'accompagnant d'insomnie.

Urines normales. Vue bonne. Etat général satisfaisant.

Traitement local. — Pansements humides à l'*Hectine* en solution à 1 pour 100.

Traitement général. — *Hectargyre* en injections quotidiennes de 0 gr. 20. On commence le traitement le 21 mai.

24 mai : 0 gr. 60 d'*Hectine*. Le chancre s'est considérablement amélioré. Ses dimensions sont réduites à celles d'une pièce de un franc. Le fond rougeâtre et granuleux se déterge, et l'aspect de l'ulcération ne fait plus craindre le phagédénisme. L'œdème du prépuce a disparu.

Sur le tronc, les éléments éruptifs ont perdu leur aspect psoriasiforme, pâlissent et tendent à s'effacer; les papules du scrotum et des cuisses s'affaissent lentement.

La céphalée n'a pas fait d'apparition le 27 mai; le malade a longuement dormi. Les pansements humides sur le chancre sont remplacés par des pansements avec l'*Hectine* en poudre.

28 mai : La céphalée a reparu le soir pendant une heure.

6 juin : Fin de la cure. Le chancre est en voie de cicatrisation; l'infiltration a complètement disparu. L'adénopathie inguinale persiste des deux côtés. L'éruption, disséminée sur le tronc, n'est plus décelable que par quelques macules rosées; sur le scrotum et les cuisses, quelques syphilides persistent, mais considérablement affaissées et décolorées La céphalée a disparu complètement depuis le 30 mai.

L'état général est excellent.

On a injecté exactement 2 grammes d'*Hectargyre* en seize jours.

SYPHILIS TERTIAIRE

Les lésions de la syphilis tertiaire, comme celles de la syphilis secondaire, sont rapidement guéries par l'*Hectine* ou l'*Hectargyre.*

Observation de MM. les Drs Balzer, Mouneyrat et Maillet.
(Bulletin de la Société de Dermatologie, 1910.)

OBSERVATION XXXVIII.—*Eléphantiasis syphilitique scléreux :* Hectargyre.

M. J..., âgé de trente-neuf ans, entre salle Vidal, le 13 mai 1909. Ce malade qui a contracté la syphilis, il y a trente-cinq ans, est soigné depuis onze ans pour un éléphantiasis syphilitique scléreux intéressant le membre inférieur droit, le scrotum, la verge et la langue.

Il fit, dans le service du professeur Fournier, des séjours répétés et de durée variable pour y subir le traitement mercuriel par les pilules de protoïodure, et des cautérisations.

La durée moyenne de chacun de ses séjours fut de trois à quatre mois environ pour obtenir une amélioration sensible.

13 mai : Le malade entre dans le service, qu'il avait quitté il y a huit mois, pour une nouvelle récidive ; le membre inférieur droit en entier est considérablement tuméfié, les téguments sont le siège d'une vaste syphilide tertiaire qui l'a envahi presque tout entier ; la peau est très épaissie et infectée très profondément ; l'empâtement est dur.

La peau est violacée, pigmentée, verruqueuse et couverte de tubercules syphilitiques de volumes variables et plus ou moins confluents, qui forment un relief accusé, surtout à la périphérie des placards. Ceux-ci sont d'apparition plus récente à la cuisse ; la jambe est plus sclérosée et plus éléphantiasique. Le scrotum atteint un volume considérable et englobe la verge, dont le fourreau est lui-même le siège d'un éléphantiasis énorme avec phimosis. ·

Au membre supérieur, les lésions de l'avant-bras gauche ne datent que de huit mois, et sont considérables ; elles offrent les caractères typiques des placards de syphilide tuberculeuse sèche.

La langue est sclérosée, mais son état n'a pas changé depuis longtemps.

13 mai : A son entrée, on ordonne les pilules de Dupuytren, l'iodure et, comme traitement local, des applications de pommade à l'oxyde de zinc. Au bout de dix jours de traitement, l'état ne s'améliore pas nettement et les lésions des membres ne se modifient pas sensiblement.

On abandonne le traitement primitif le 23 mai, pour traiter le malade par l'*Hectargyre,* Ampoules A.

Avec une grande rapidité, une amélioration très sensible se produit ; le volume du membre, l'épaississement des téguments, l'empâtement induré diminuent ; les tubercules s'affaissent, la peau reprend sa coloration normale, ce qui est visible surtout à la périphérie des placards de syphilide tuberculeuse.

L'éléphantiasis du scrotum ne se modifie pas, mais les syphilides situées à sa partie la plus déclive s'affaissent et se sèchent. La régression générale des syphilides tuberculeuses est surtout accentuée aux avant-bras.

Au bout de dix jours, on cesse le traitement, après avoir, par conséquent, injecté 10 centimètres cubes de la solution, c'est-à-dire 10 centigrammes d'oxycyanure et 1 gramme d'*Hectine.*

Pendant le traitement, l'état général est excellent et il n'y a rien à signaler si ce n'est les douleurs peu violentes, qui accompagnent les piqûres et qui semblent dues à l'oxycyanure, les injections d'*Hectine* étant indolores.

Observation de M. le Dr E. Rouault.

OBSERVATION XXXIX. — *Coryza syphilitique :* Hectargyre.

J'ai traité avec les ampoules d'*Hectargyre B,* un de mes clients, âgé de 38 ans, ayant contracté la *syphilis* il y a 18 ans. Il s'est soigné d'une façon régulière : au début, par les pilules de protoïodure de Hg

et l'iodure de K..., puis je lui ai fait, il y a quelques années, des séries
d'injections d'huile grise, mais à titre préventif.

En fait de lésions spécifiques tertiaires, il a eu, voilà six ans, une
gomme ulcérée de la peau, région dorsale, laquelle s'est rapidement
cicatrisée sous l'influence d'une série de six piqûres d'huile grise.

Voilà un mois, il est revenu me voir, parce qu'il souffrait du nez,
avait du coryza et mouchait des croûtes sanguinolentes. A l'examen,
j'ai constaté qu'il existait de la rhinite et que, par places, la muqueuse de la cloison nasale présentait des érosions. Il s'agissait donc
de rhinite syphilitique tertiaire menaçant l'intégrité des cartilages du
nez. Il fallait agir vite et énergiquement. Les injections d'huile grise
répugnant à mon malade à cause de la douleur, j'ai songé à votre
préparation d'*Hectargyre*. Je lui ai injecté les 10 ampoules de la boîte.
Ces injections ont été très bien acceptées et supportées par mon client.
Elles se sont montrées remarquablement actives. Au bout de la cinquième injection, l'écoulement nasal avait disparu, les ulcérations
étaient en partie cicatrisées. Enfin, à la fin de la série des dix injections, mon malade était complètement guéri. Comme traitement local,
je lui avais simplement ordonné des lavages du nez avec une solution
de biiodure de Hg à 1 gr. pour 4.000 et des pansements à la pommade
au calomel au dixième.

Pour le traitement des gommes, l'*Hectine* pure ou associée au mercure se montre, même à doses relativement
faibles, particulièrement efficace.

Observations de MM. les Drs Balzer et Mouneyrat.
(Bulletin de la Société de Dermatologie, 1910.)

OBSERVATION XL. — *Syphilis tertiaire; Gomme :* Hectine.

M. N..., entre le 12 février 1909, salle Lugol, n° 9. Syphilis ancienne, gomme ramollie et ulcérée de l'angle externe de l'œil gauche,
et gomme volumineuse de l'avant-bras droit. Traitement mixte d'abord
avec l'*Hectine* associée au biiodure de Hg : 0 gr. 005 par centimètre
cube; puis, au bout de sept jours, traitement par l'*Hectine* pure;
dose totale : 2 gr. 80.

Guérison obtenue du 13 février au 6 mars.

OBSERVATION XLI. — *Syphilis tertiaire; Gommes présternales :* Hectine.

Al..., cinquante ans, journalier, entré le 5 mai 1909, salle Bazin, lit 22.

Chancre de la verge, il y a vingt ans, suivi d'une syphilis très
bénigne et peu traitée. Il y a quatre ans, première ulcération de la région présternale, suivie de cicatrice blanchâtre, guérie par un traitement mixte.

Depuis deux mois, formation de petites tumeurs au devant du sternum et du thorax, tumeurs qui s'ulcèrent en trois ou quatre semaines
et forment un placard scléro-gommeux dur et indolore, qui s'étend
entre les deux mamelons. Le traitement est commencé immédiatement;
dès le troisième jour, les injections sont portées à 20 centigrammes
d'*Hectine*. Cicatrisation dès le 12 mars, mais persistance des scléro-
gommes; dose totale, 1 gr. 35.

Observations de M. le Dr Dive.
(Thèse, Paris, 1910-1911.)

OBSERVATION XLII. — *Syphilis tertiaire; Gommes ulcérées du cuir chevelu :* Hectine.

M. J..., trente-huit ans, manœuvrier.

Chancre du frein, contracté au Tonkin en 1897. Depuis, aucun traitement spécifique. Roséole.

Le malade rentre en France en 1900 ne présentant aucun accident.
Blennorrhagie il y a dix ans; à la même époque, hydrocèle droite opérée à Marseille. Aucun symptôme de maladie paludéenne.

Marié depuis dix ans; femme indemne; petite fille de cinq ans et
demi, bien portante.

En juillet 1908, gomme de la région mastoïdienne ponctionnée à
Saint-Louis; il n'est pas fait de traitement spécifique.

Quelque temps après, des gommes apparaissent à la région occipitomastoïdienne, les unes se vident, les autres se résorbent, d'autres s'ulcèrent. Le malade ne suit toujours aucun traitement. Il y a cinq mois, une nouvelle série de gommes apparaît dans la région temporo-occipitale, puis gagne le sommet du crâne et redescend sur le front. Les cicatrices des gommes antérieures forment un croissant limitant la région temporale. Les dernières gommes apparues sont ulcérées depuis trois semaines, mais leur étendue dépassant celle des ulcérations antérieures, le malade entre dans le service le 4 octobre.

Actuellement, ulcération siégeant sur le sommet du crâne, mesurant 10 centimètres de longueur sur 5 de largeur, recouverte d'une croûte brunâtre, craquelée, et laissant voir, par endroit, un fond sanieux et d'odeur fétide; une deuxième ulcération siège à la région fronto-pariétale droite, des dimensions d'une pièce de 2 francs, à bords décollés, à fond bourbillonneux et suintant.

A l'extrémité externe de la clavicule gauche, gomme de la grosseur d'un marron, ayant débuté il y a six semaines. La perforation semble imminente.

Sur le tronc, au niveau du sternum, cicatrices de gommes datant de six ans.

Le genou droit, douloureux, présente un peu de rougeur avec un peu d'empâtement des culs-de-sac synoviaux; trace de liquide.

De plus, légère tuméfaction occupant les angles du maxillaire inférieur et atteignant les branches montantes; non douloureuse, mais dure, immobile et faisant corps avec l'os.

L'état général est assez satisfaisant; les urines sont normales; la vue est bonne.

On met le malade à l'*Hectine* à la dose de 0 gr. 20 tous les deux jours, en injection. On commence le traitement le 5 octobre.

6 octobre : La gomme siégeant au niveau de la clavicule s'est vidée spontanément.

8 octobre : L'artropathie droite a disparu. Les croûtes de la gomme du sommet du crâne sont tombées.

12 octobre : Amélioration considérable. Les gommes bourgeonnent activement. L'hyperostose du maxillaire inférieur persiste du côté gauche.

18 octobre : L'amélioration continue.

20 octobre : Piqûre douloureuse toute la nuit.

22 octobre : Le malade sort. Les ulcérations du sommet du crâne sont complètement cicatrisées; la gomme frontale est comblée par de gros bourgeons charnus qui s'épidermisent activement.

Ce résultat, vraiment remarquable par sa rapidité, a été obtenu en seize jours avec seulement 1 gr. 60 d'*Hectine*.

OBSERVATION XLIII. — *Gommes ulcérées* : Hectine. *Leucoplasie linguinale; Céphalée* : Hectargyre.

P... Joséphine, vingt-six ans, couturière.

L'accident primitif est méconnu; on ne relève aucune cicatrice de chancre.

En juillet 1908, apparaît une roséole, accompagnée de plaques muqueuses buccales.

La malade ne suit aucun traitement spécifique. La roséole a disparu spontanément, et les plaques muqueuses à la suite d'attouchements au nitrate d'argent.

En juin 1909, des gommes apparaissent sur les membres inférieurs.

Ces gommes s'étant ulcérées, la malade entre dans le service le 5 octobre 1909.

Ces ulcérations, qui restent stationnaires depuis trois mois, malgré des traitements variés, sont peu profondes, à bords déchiquetés, à fond rouge sombre et sanieux. Deux, siègent sur la face interne de la jambe droite; une sur la face externe de la jambe gauche.

L'état général est bon, les urines sont normales. La vue est bonne.

7 octobre : On commence le traitement par l'*Hectine* à la dose de 0 gr. 20 en injections tous les deux jours. Localement, on applique l'emplâtre de Vidal.

L'amélioration commence à se manifester dès la cinquième piqûre.

27 octobre : Dixième injection. Les plaies sont presque entièrement
guéries sauf celle siégeant à la partie supérieure de la face interne
de la jambe droite.

3 novembre : La malade quitte le service après douze injections.
Dose : 2 gr. 40 d'*Hectine*. Toutes les ulcérations sont complètement
cicatrisées

La malade prend des pilules de Dupuytren pendant un mois, puis
reste deux mois sans se traiter. Des plaques buccales apparaissent de
nouveau, en même temps qu'une céphalée rebelle. Le 10 février, elle
s'aperçoit que deux petites gommes se forment à la face interne de
la cuisse gauche.

24 février : La malade se présente de nouveau dans le service. Les
gommes présentent le volume d'une grosse bille. On observe, de plus,
des plaques de leucophasie sur la langue. La céphalée, toujours tenace,
s'accompagne d'insomnies qui fatiguent et énervent la malade. Néanmoins, l'état général est satisfaisant.

On institue le traitement par l'*Hectargyre*, en injections quotidiennes de 0 gr. 10. On commence le 26 février.

5 mars : On note une amélioration très sensible. Les gommes
commencent à se déterger. Les plaques linguales ont disparu. La céphalée ne fait plus que de courtes apparitions, mais l'insomnie persiste, accompagnée de cauchemars. Les piqûres ne sont pas douloureuses.

Après une dose de 1 gramme d'*Hectargyre*, on donne à la malade
deux jours de repos.

On reprend le traitement le 9 mars. Mais la malade ne vient plus
régulièrement aux piqûres, dont deux ont été douloureuses. On cesse
cette seconde série le 26 mars. On a injecté en tout 2 grammes d'*Hectargyre* en trente jours.

La guérison de tous les accidents est complète.

OBSERVATION XLIV. — *Gomme volumineuse du front; Périostose du
tibia gauche :* Hectargyre.

F... François, vingt-sept ans, garçon de café.

Pas d'antécédents héréditaires. Pas d'autres antécédents personnels qu'un chancre induré du gland, en 1907. N'a suivi aucun traitement.

Entre le 4 février 1909, dans le service, pour une gomme volumineuse du frontal, une périostite du tibia gauche et des douleurs périos-
tiques costales.

Ni l'interrogatoire, ni l'examen attentif ne permettent de déceler
l'existence antérieure d'accidents secondaires cutanés ou muqueux.
L'état général est déplorable et la dépression nerveuse intense.

La gomme du front qui désespère le malade, présente en effet, le
volume d'une mandarine; les téguments hypertendus sont rosés, lisses
et luisants; d'une rénitence très nette, cette gomme s'accompagne de
céphalée très vive, avec siège hémicranien gauche et irradiation orbitaire.

Pas d'adénopathie cervicale appréciable.

Le 5 février 1910, on commence le traitement par l'*Hectargyre*, à
raison d'une injection quotidienne de 10 centigrammes. Les deux
premières piqûres sont douloureuses; les autres sont mieux supportées.

10 février : La gomme menaçant de s'ulcérer est ponctionnée; on
retire près d'un verre à liqueur de pus. A partir de ce jour, on administre l'iodure de potassium.

21 février : On a injecté 1 gr. 30 d'*Hectargyre*. La tuméfaction primitive a perdu un tiers de son volume; les téguments reprennent leur
coloration et leur consistance normales; la céphalée ne fait plus que
de courtes apparitions le soir. L'état général s'amende fortement, le
malade est plus gai. Malheureusement, la périostite du tibia gauche
dégénère en gomme, encore peu apparente, mais nette toutefois.

Après un repos de quelques jours, on reprend la cure le 24 février.
Le 3 mars, on a injecté, exactement, 2 grammes d'*Hectargyre* et le malade n'a absorbé l'iodure de potassium que pendant douze jours. La
gomme du front ne laisse d'autre trace qu'une légère dépression sensible seulement à la palpation. Les téguments ont repris leur aspect

normal; la céphalée a complètement disparu. La gomme du tibia
gauche reste stationnaire.

Le malade, dont l'état général est excellent, quitte le service le
5 mars, après un mois de traitement et une cure de 2 grammes
d'*Hectargyre*. La guérison s'est très bien maintenue.

Observation de MM. les Drs *Balzer et P.-L. Marie (résumé).*

(Bulletin de la Société de Dermatologie, 1910.)

OBSERVATION XLV. — *Adénopathie tertiaire du cou, très volumineuse :*
Hectargyre.

D..., quarante-six ans, mécanicien.

Pas d'antécédents morbides, sauf fièvre typhoïde, en 1906.

Sur cinq enfants, le malade en a perdu trois en bas âge, emportés
par la méningite.

Contracte la syphilis en 1882. Traité pendant trois mois avec des
pilules pour des accidents secondaires intenses. En 1904, nouveaux
accidents spécifiques traités par les pilules et l'iodure de potassium,
traitement qui fut continué jusqu'à ces derniers temps.

Au début de février 1910, apparut, au niveau de l'angle droit de
la mâchoire, une petite tumeur très mobile et indolore; depuis, elle
a augmenté de plus en plus, et le malade vient à la consultation du
Dr Balzer, en mars 1910.

A l'examen, on note une volumineuse tumeur occupant la région
rétro-maxillaire : tumeur dure, lisse, immobile, indolore, non fluc-
tuante ; la peau dont la coloration n'est pas modifiée, n'est pas adhé-
rente. Aucune lésion de la bouche ni du pharynx ; pas de troubles
fonctionnels notables.

Pensant à une adénopathie de nature spécifique, on met le malade à
l'*Hectargyre*. On injecte 0 gr. 10 tous les jours dans les muscles fessiers.

A la cinquième injection, la tumeur avait déjà diminué de moitié,
et à la dixième injection, soit après l'administration d'une dose de
1 gramme d'*Hectargyre*, elle avait complètement disparu.

Observation de M. le Dr *Valdeiron.*

OBSERVATION XLVI. — *Gomme ulcérée :* Hectargyre.

Il s'agit d'une jeune femme atteinte de *syphilis* ancienne pas ou
insuffisamment traitée et ayant occasionné des accidents qui ont cédé
très rapidement au traitement par l'*Hectargyre*, Ampoules B.

Quand j'ai vu la malade en question pour la première fois, elle
était porteur d'une gomme ulcérée siégeant au niveau de l'un des
tibias; l'ulcération qui progressait tous les jours datait de plus de
trois mois et résistait naturellement à tous les topiques employés.

La malade se plaignait en outre d'une céphalée nocturne qui la fai-
sait, disait-elle, cruellement souffrir et également rebelle à tout. Enfin
anémie assez marquée. Pour des raisons de convenances personnelles,
la malade désirait être guérie le plus vite possible.

Je lui proposai l'*Hectargyre* en injections hypodermiques, qu'elle
accepte malgré sa pusillanimité.

Les injections n'ont jamais été douloureuses.

A la sixième piqûre, l'ulcération commence à rétrocéder du côté
de la périphérie; au centre des bourgeons saignants apparaissent, remplaçant l'exsudat pultacé, grisâtre des jours précédents. A la huitième piqûre, la salivation abondante et une légère gingivite — que
j'attribue surtout à la mauvaise dentition de la malade — obligent à
suspendre quelques jours le traitement qui est repris ensuite. Dix
injections ont suffi à amener la cicatrisation complète de l'ulcération,
la céphalée nocturne si pénible a disparu; l'état général est excellent.

Observation de M. le Dr *R. Fachatte.*

OBSERVATION XLVII. — *Ulcération tertiaire :* Hectargyre.

Il s'agit d'une *ulcération tertiaire* térébrante de la face consécutive à une gomme suppurée non traitée. Le traitement par le sirop
de Gibert n'agissait qu'incomplètement et la plaie située à la joue

gagnait en profondeur. Un seul flacon de pilules d'*Hectargyre* en a
amené la guérison : 5 jours à une pilule; 10 jours à deux pilules,
quinze en tout.

Observation de M. le Dr Lautier.

OBSERVATION XLVIII. — *Gomme ulcérée :* Hectargyre.

J'ai employé les gouttes d'*Hectargyre* chez un malade, porteur d'une
gomme ulcérée siégeant au-dessous de la rotule droite. Ce malade
soignait cette lésion depuis huit mois avec toutes sortes de pansements variés ; il avait aussi pris de l'iodure, le tout sans résultat.
Le flacon d'*Hectargyre* n'était pas encore à sa fin que l'ulcération était
entièrement cicatrisée, c'est-à-dire dans moins de quinze jours.

J'estime que ce résultat particulièrement brillant est digne d'attention et prouve, pour sa part, très clairement, l'efficacité du produit.

Observation de M. le Dr Rosenthal.

OBSERVATION XLIX. — *Gommes du nez.*

J'ai employé l'*Hectine* et l'*Hectargyre* dans un cas de *syphilis gommeuse du nez*, chez une fillette de dix ans, et dans un autre cas de
syphilis papulo-érotive, sans adjoindre aucune autre préparation. J'ai
obtenu des résultats excellents et aussi rapides au moins qu'avec ceux
que l'on pourrait obtenir par la médication iodo-mercurielle.

Observation de M. le Dr J. Serré.

OBSERVATION L. — *Accidents tertiaires cutanés :* Hectine.

La malade, chez qui j'ai pratiqué successivement vingt injections
hypodermiques d'*Hectine B*, est une spécifique ancienne présentant
des *accidents tertiaires cutanés*, particulièrement rebelles aux traitements mercuriels ou iodurés. Ces vingt injections ont fait plus pour sa
guérison que cinquante à soixante autres de benzoate ou d'huile grise,
et si sa guérison n'est pas encore complète, je crois qu'elle le sera
avant une quinzaine. Ce résultat est d'autant plus remarquable que
cette maladie avait été successivement traitée par plusieurs maîtres
de la syphilis depuis près de deux ans et qu'on commençait à la considérer comme incurable, devant l'insuccès des thérapeutiques tentées.

Observation de M. le Dr Fourcade.

OBSERVATION LI. — *Leucoplasie.*

Un cas de *leucoplasie syphilitique tertiaire* a cédé au bout de trois
injections d'*Hectargyre B*. Une laryngite concomitante a été améliorée, car la voix a recouvré une partie de son timbre.

Observation de M. le D^r Ed. Crouzel.

OBSERVATION LII. — *Gomme :* Hectargyre.

J'ai employé l'*Hectargyre* chez un malade qui en a retiré un bien
très appréciable, au bout de huit jours.

Il avait, à la partie moyenne du maxillaire inférieur, une *gomme*
survenue après le quinzième mois de sa contamination.

Un curetage, suivi d'un traitement avec les *gouttes d'Hectargyre*
ont amené la disparition complète de cette lésion osseuse.

Les multiples manifestations cutanées de la face accompagnant
cette gomme ont rapidement disparu, sous l'influence des gouttes
d'*Hectargyre*. J'ai donné la préférence à cette forme pharmaceutique,
mon malade se refusant à se prêter aux injections intramusculaires
auxquelles l'avait soumis l'un de mes confrères, au moyen de l'huile
grise.

Observation de M. le Dr Bohéas.

OBSERVATION LIII. — *Leucoplasie buccale :* Hectine.

J'ai expérimenté *l'Hectine*, solution « per os », chez un malade,
porteur d'une plaque leucoplasique buccale, de nature probablement

syphilitique, datant de 1907, et ayant résisté jusqu'ici à tous les traitements, y compris une saison à Saint-Christau ; et je suis heureux de vous dire que j'ai obtenu une amélioration telle qu'on peut presque la considérer comme une guérison, pour le moment du moins.

Quant au mode d'emploi, j'ai cru devoir procéder, comme pour l'arsenic, par doses alternativement croissantes et décroissantes, en commençant le premier de chaque mois, soit : X gouttes le 1ᵉʳ, XX le 2, etc., L le 5, puis L encore le 6, XL le 7, et ainsi de suite, pour terminer par X gouttes le 10, et recommencer le mois suivant, de façon à assurer l'imprégnation du médicament en même temps que son élimination ; et je me suis bien trouvé de cette façon de faire, mon malade n'ayant éprouvé de ce traitement aucun inconvénient, si minime qu'il soit, pas même de crampes d'estomac si fréquentes avec la liqueur de Fowler.

Comme vous le voyez, je n'ai pas cru devoir dépasser la dose de L gouttes par jour; mais je suis convaincu que, dans un cas plus grave, on pourrait, sans inconvénient ni danger, atteindre celle de LXXX et même C gouttes, que vous préconisez.

Observations de M. le Dr Schoull.

Observation LIV. — *Insomnie spécifique :* Hectargyre. — *Guérison.*

Il s'agit d'une de ces formes d'insomnie spécifique que j'ai été le premier, je crois, à signaler, il y a deux ans (Société de Médecine de Paris). Le malade, 59 ans, atteint de syphilis il y a une trentaine d'années, était sujet à des insomnies périodiques, offrant tous les caractères spéciaux à cette insomnie, avec périodes de répit de plus en plus courtes et complètement rebelles aux médications ordinaires ; je conseillai le traitement par les pilules d'*Hectargyre :* soulagement rapide, guérison après une seule cure, que j'ai engagé le malade à renouveler cependant deux fois par an, par mesure de prudence.

Observation LV. — *Diabète; Gomme suppurée, exostose :* Hectargyre. — *Guérison.*

Cette observaiton est particulièrement intéressante : un confrère a bien voulu m'adresser (avril 1910) une femme de 52 ans chez qui il craignait une gangrène diabétique des orteils (pied droit) : ceux-ci présentaient, en effet, une coloration livide, un refroidissement notable, et la région était le siège de douleurs extrêmement violentes, surtout la nuit; il existait, sur le cinquième orteil, une plaie d'aspect sanieux avec légère suppuration, mais sans odeur; la marche était très difficile et fort douloureuse. État général mauvais, faiblesse très accusée, dépression morale extrême. La malade, qui avait émis, paraît-il, jusqu'à 150 grammes de sucre par jour, n'avait plus, quand elle vint me consulter, que 3 grammes par litre, urinant 1.500 c. c. seulement par vingt-quatre heures. Les orteils du pied droit étaient, nous l'avons dit, de coloration violacée, livide, froids au toucher, légèrement gonflés, occasionnant de très violentes douleurs; mais, sauf un léger empâtement de la région voisine, on ne trouvait aucun signe morbide ou lésion vasculaire de ce côté. Le pied gauche était intéressant, lui aussi, présentant sur sa face dorsale une plaque brunâtre, craquelée, avec à son voisinage deux petites papules croûteuses; enfin, je trouvai une exostose du tibia gauche. Je pensai, bien entendu, à la syphilis, attribuant à cette seule infection tous les accidents observés. L'interrogatoire ne m'apprit pas grand'chose, la malade répondant négativement aux questions posées sur des manifestations spécifiques antérieures; elle se souvint cependant avoir perdu abondamment ses cheveux il y a quelques années.

J'instituai aussitôt un traitement par l'*Hectargyre*, d'abord en pilules, puis en injections : l'effet en fut merveilleux. Au bout de cinq semaines de traitement, les douleurs, la plaie du pied droit, les menaces de sphacèle du côté droit, les syphilides cutanées du pied gauche, avaient totalement disparu. L'état général était excellent; la malade pouvant se chausser, marcher sans difficulté et sans douleurs, avait repris ses occupations. Je l'ai revue en octobre : la guérison s'était maintenue.

Les formes viscérales sont encore remarquablement
influencées par l'*Hectine,* ainsi que nous en trouvons la
preuve dans l'observation suivante : .

Observation de M. le Dr Milian (résumé).

(*Bulletin de la Société médicale des Hôpitaux de Paris*, 1910.)

OBSERVATION LVI. — *Gomme syphilitique ulcérée de la base du cou;
Périostoses syphilitiques des tibias; Syphilis gommeuse du foie :*
Hectine. — *Guérison.*

M... Antoinette, trente-sept ans, ménagère.

Consulte à la Charité pour une ulcération de la base du cou, mesurant 9 centimètres de hauteur sur 10 centimètres de largeur et 4 centimètres de profondeur; on aperçoit, au milieu de la plaie, le chef claviculaire dénudé du muscle sterno-cleido mastoïdien.

L'examen révèle en plus : un foie énorme (27 centimètres de hauteur), de consistance dure et mamelonné. La rate est elle-même hypertrophiée.

Périostoses syphilitiques de la face antérieure des deux tibias.

Etat général très défectueux. Fièvre et anémie très prononcée.

L'examen complet des urines, très réduites, ne révèle que 9 gr. 60 d'urée par litre.

Il s'agit, pour le Dr Milian, d'une syphilis maritale, probablement transmise par la grossesse, étant donné qu'un mari est mort fou et que tous ses enfants sont morts et qu'il y a même eu une fausse couche.

La malade a été, de plus, opérée pour un soi-disant cancer limité du foie; mais l'examen histologique réitéré de la tumeur enlevée, ne laisse pas de doute sur sa nature spécifique.

Le Dr Milian porte donc le diagnostic de syphilis gommeuse du foie, avec gomme ulcérée de la base du cou et périostoses des tibias. Le traitement par les injections d'*Hectine* est institué.

La malade prend, du 29 octobre au 15 novembre, 0 gr. 10, et quelquefois 0 gr. 15 ou 0 gr. 20 d'*Hectine* par jour, soit : 1 gr. 95 en quinze jours.

Repos sept jours. Deuxième cure du 20 novembre au 4 décembre, 0 gr. 10 d'*Hectine* par jour, soit : 1 gr. 50 en quinze jours.

Les périostoses gommeuses des tibias, très améliorées dès le 3 novembre, c'est-à-dire au bout de six jours, sont considérées comme guéries au bout de quinze jours.

La vaste ulcération gommeuse du cou, ainsi que l'infiltration périjacente ont guéri à vue d'œil ; le 10 décembre, la cicatrisation était définitive.

Le foie, dès le 10 novembre, considérablement diminué de volume, ne mesurait plus que 21 centimètres de hauteur au lieu de 26; de plus, dès cette même époque, les bosselures de la face antérieure n'étaient plus perceptibles à la palpation.

Les urines ont augmenté de volume ; l'urée passe de 13 gr. à 44 gr. et les chlorures de 9 gr. 80 à 18 grammes.

L'état général s'est amélioré parallèlement. Dès le 9 novembre, la fièvre a disparu ; les forces et les couleurs reviennent ; la malade, actuellement, a augmenté de 6 kilogrammes.

Ce remarquable résultat a été obtenu en trente-sept jours avec 3 gr. 45 d'*Hectine.*

M. Milian, au cours du traitement de cette malade, a
observé des phénomènes d'intolérance se traduisant par
des bouffées congestives à la face, accompagnés de douleurs
névralgiques. Ces troubles légers, que l'auteur rapporte à
une médication un peu trop active, ont du reste disparu
complètement.

SYPHILIS MALIGNE

Observation de MM. les Drs Balzer et Mouneyrat,
(Bulletin de la Société de Dermatologie, 1910.)

OBSERVATION LVII. — *Syphilis maligne :* Hectine.

L. F..., vingt-sept ans, gazier.

Entre dans le service le 26 janvier. En octobre, chancre ulcéreux de la verge, très étendu. Affection oculaire précoce, pour laquelle il entre d'abord dans le service du Dr Morax, à Lariboisière. Malgré six injections d'huile grise, les accidents continuent.

Au moment de son entrée, anémie et cachexie très prononcées, nombreuses syphilides ulcéreuses disséminées sur tout le corps, membres, tronc, face, cuir chevelu. Les ulcérations sont de dimensions très variables; les plus larges atteignent l'étendue de la paume de la main; l'une d'elles siège à la verge à la place du chancre. En même temps, plaques muqueuses buccales et palatines; alopécie, adénopathies multiples.

Du 27 janvier au 20 février, on injecte une dose totale de 2 gr. 80 d'*Hectine*. Pendant ce temps, l'amélioration a marché rapidement. Dès le 8 février, une bonne partie des ulcères s'était cicatrisée; l'appétit revenu, le malade avait engraissé et repris bonne apparence.

13 février : On pouvait supprimer les emplâtres et divers pansements locaux.

24 février : La cicatrisation était générale sur tous les ulcères.

Cette dernière observation montre bien quels avantages on peut retirer du traitement des syphilis malignes par la médication hectinique. Chez beaucoup de malades présentant des syphilides ulcéreuses disséminées, précoces ou graves, et s'accompagnant d'autres accidents secondaires et en particulier d'un mauvais état général, l'*Hectine* pure ou associée au mercure a permis d'obtenir promptement des résultats remarquables. L'*Hectargyre*, administré à petites doses, est indiqué dans l'évolution maligne du processus syphilitique qui réclame un traitement particulièrement énergique.

Observation de MM. E. Gaucher, Druelle et Jacob.
(Bulletin de la Société de Dermatologie, 1910.)

OBSERVATION LVIII. — *Syphilis maligne précoce avec intolérance absolue du mercure, traitée avec succès par l'*Hectine.

Le nommé X..., 27 ans, forgeron, contracte la syphilis au mois de janvier 1903 et entre dans le service avec un chancre de la verge. Deux mois et demi plus tard, il revient pour des syphilides papulotuberculeuses de la face et pour une gomme de la jambe. A la face, il présente des syphilides nombreuses, une quarantaine, de volume inégal, les plus grosses ayant les dimensions d'une amande, recouvertes de croûtes d'aspect impétigineux, humides, suintantes, prurigineuses. Il y en a de volumineuses dans la moustache et dans la barbe, quelques-unes dans les cheveux. Tout le corps est couvert d'éléments analogues infectés, suintants. A la jambe gauche, le malade présente une ulcération gommeuse très étendue, à la face interne du tibia, d'origine périostique. L'état général est très touché, l'appétit est mauvais.

Ainsi deux mois et demi après le début de l'infection, le malade présentait déjà des accidents multiples, ulcéreux.

Lors de l'apparition de son chancre, il avait été traité par des pilules
de Dupuytren. Cette fois, on lui fait une série de piqûres de benzoate
de mercure et on lui donne 4 grammes d'iodure de potassium chaque
jour.

Le 18 mars 1903, il sort sur sa demande, incomplètement guéri.

En mai 1903, il revient à l'hôpital Saint-Louis, salle Bazin, pour
des gommes du bras. Depuis ce moment, il ne reste jamais plus de
deux ou trois mois hors de l'hôpital, ayant constamment de nouvelles
gommes. Tous les traitements lui furent donnés, sels solubles, huile
grise, calomel, atoxyl. Mais, depuis cinq ans, le malade est devenu
complètement intolérant pour le mercure. Il a commencé il y a
cinq ans à être atteint de stomatite mercurielle. Et, depuis ce moment, dès les premières injections, la stomatite s'aggrave et l'on est
obligé de renoncer au traitement.

Le dernier traitement mercuriel suivi remonte à six mois ; on lui
fit environ dix piqûres de biiodure, mais on dut cesser en raison
d'une stomatite grave, qui persiste encore aujourd'hui. Depuis ce
moment, l'état de la bouche était tel que personne n'a osé soumettre
le malade à un nouveau traitement mercuriel. Et pourtant, la syphilis
continuait à exercer ses ravages.

Le 17 juin 1910, le malade revenait salle Saint-Louis. Tout son
corps, jambes, cuisses, paroi abdominale, thorax, verge, cuir chevelu,
est couvert de cicatrices arrondies et dépigmentées de gommes anciennes. A l'angle interne de l'œil gauche, sur l'aile du nez, est une
ulcération arrondie et profonde à bords élevés, à fond tourbillonneux,
provenant d'une gomme en évolution. Les deux ailes du nez ont d'ailleurs été rongées par des gommes précoces.

On remarque encore une petite gomme en évolution sur le lobule
de l'oreille droite.

La moitié gauche de la lèvre supérieure a été profondément enta-
mée par une gomme ancienne cicatrisée.

La bouche dégage une odeur infecte. Les lèvres présentent de nombreuses ulcérations recouvertes de débris de muqueuse sphacélée. Le
trismus et le rétrécissement cicatriciel de l'orifice buccal ne permettent pas d'explorer la bouche, que le malade ne peut ouvrir. Mais on
voit, entre les lèvres, les incisives ébranlées, déchaussées et recouvertes de pus. La douleur est telle qu'on est obligé à plusieurs reprises de la calmer par la morphine. Il est évidemment difficile, dans
l'impossibilité où l'on est d'explorer la bouche, de savoir la part
qui revient, dans cette symptomatologie bruyante, à la stomatite et
à la syphilis. N'y a-t-il pas quelque gomme buccale amygdalienne ou
vélo-palatine en évolution ?

Le 16 juin, le malade ne pouvant évidemment être soumis au traitement mercuriel, on commence les injections d'*Hectine* à la dose de
10 centigrammes chaque jour. On fait en même temps de grands lavages de bouche au bock, avec de l'eau bouillie.

Le 28 juin, les lésions en évolution étaient très améliorées. La
gomme du nez est presque cicatrisée. L'état général est excellent.

Le 6 juillet 1910, le malade a eu quatorze piqûres d'*Hectine*, dix
d'abord, puis arrêt de trois jours, puis quatre.

La gomme du nez est complètement cicatrisée, ainsi que celle de
l'oreille. Le malade ne souffre plus, les ulcérations péri-buccales sont
en voie de cicatrisation. Il subsiste seulement une rétraction cicatri-
cielle des lèvres, empêchant presque complètement l'ouverture de la
bouche et qui nécessitera une intervention chirurgicale ultérieure.

Il est incontestable que ce malade, atteint d'une syphilis
grave, a tiré grand profit de l'*Hectine*. Cette préparation
fut d'autant plus précieuse dans ce cas qu'il n'y avait pas
de traitement mercuriel possible. Elle a été parfaitement
supportée.

SYPHILIS HÉRÉDITAIRE INFANTILE

La médication arsenicale a pu être préconisée dans le traitement de la syphilis infantile héréditaire ou acquise, mais n'avait pas encore été suffisamment expérimentée pour former la base d'un traitement spécifique chez l'enfant.

En effet, la nécessité, pour quelques dérivés arsenicaux antisyphilitiques, d'être administrés à dose élevée pour obtenir un résultat positif, les phénomènes d'intolérance et les troubles oculaires qu'ils ont pu provoquer chez les adultes soumis à leur action, ont fait craindre, avec juste raison, leur administration chez les enfants.

Il ne semble pas que l'*Hectine* doive être mise au nombre de ces médicaments.

L'action curative du benzo-sulfone-para-amino-phényl-arsinate de soude a été mise en œuvre plusieurs fois dans la syphilis infantile, sans qu'on ait eu à enregistrer de phénomènes d'intolérance. Voici, à ce sujet, une observation qui montre, en plus de l'innocuité de l'*Hectine*, sa rapidité d'action dans la syphilis héréditaire infantile.

Observation de MM. les Drs Balzer et Mouneyrat.
(Société médicale des Hôpitaux de Paris, 1910.)

OBSERVATION LIX. — *Syphilis héréditaire; Syphilides ulcéreuses :* Hectine.

G..., âgé de douze ans.
Entre le 5 février 1909, dans la salle Bazin (enfants).
Son père est mort dans une maison de santé (P. G. P. probable).
La mère a eu 6 enfants morts avant terme ou en bas âge.
Le petit G... est né à terme et a paru se porter assez bien jusqu'à l'âge de onze ans et demi ; à ce moment, laryngite attribuée d'abord à la tuberculose, puis formation de plaies ulcéreuses sur les bras et les jambes depuis six mois. Actuellement, l'enrouement persiste : nombreuses ulcérations violacées, indolentes, saignant facilement, sur le bras gauche et les deux jambes. Pas de lésions osseuses.
Prognathisme, mais dents à peu près normales.

Traitement. — Injections quotidiennes d'*Hectine*, de 0 gr. 05 du 5 au 15 février, puis de 0 gr. 10, du 15 au 22 février ; dose totale : 1 gr. 20.
Dès le 10 février, la cicatrisation commence ; elle est à peu près complète le 23 février.
Une nouvelle série d'injections est faite du 9 au 19 mars. Dose : 1 gramme d'*Hectine*. La cicatrisation est complète.

On peut donc, sans inconvénient, faire bénéficier l enfant de la médication arsenicale, en le traitant par l'*Hectine* pure, soit en injection, soit en ingestion.

Ce dernier mode d'administration peut se faire sous forme de gouttes, et est particulièrement indiqué chez les tous jeunes enfants. Suivant l'âge, M. Balzer préconise une dose quotidienne de 0 gr. 05 à 0 gr. 10 en ingestion. Chez les enfants en âge de supporter des injections, il est évident que la médication hypodermique doit être préférée.

Chez le nourrisson enfin, la liqueur de Van Swieten, et les frictions mercurielles, souvent mal faites et révélatrices, peuvent être remplacées par l'administration d'*Hectine* sous forme de gouttes. Dans ces cas, il nous semble qu'on peut donner des doses de ce dérivé arsenical allant de 0 gr. 02 à 0 gr. 03 et même 0 gr. 05 par jour.

SYPHILIS OCULAIRE

En raison de son innocuité sur l'œil, l'*Hectine* peut être employée dans le traitement de la syphilis oculaire.

On sait de quelle gravité est l'iritis parmi les accidents oculaires survenant à l'occasion de la syphilis.

Contrairement à ce que l'on pourrait supposer *a priori*, l'iritis spécifique est parfaitement justiciable d'un traitement par l'*Hectine* ou l'*Hectargyre*, ainsi que le prouvent les observations suivantes qui furent communiquées par M. le Dr Balzer, à la Société de Dermatologie.

Observations de MM. les Drs Balzer et Dive.
(*Bulletin de la Société de Dermatologie*, 1910.)

OBSERVATION LX. — *Syphilis forte; Eruption papuleuse intense généralisée; Iritis de l'œil droit :* Hectine.

B..., trente-sept ans, ferblantier, entre dans le service, le 26 février 1910, pour un chancre syphilitique du fourreau de la verge, en voie de guérison, et éruption généralisée.

Le chancre date du mois de novembre; mal soigné par le malade qui appliquait des pansements au permanganate, ce fut bientôt une large ulcération saignante, atteignant, dit-il, les dimensions d'une pièce de cinq francs.

L'éruption apparut au mois de janvier sur le tronc et les bras, avec quelques éléments très disséminés sur les membres inférieurs. Il y a trois semaines, des papules larges, saillantes, indurées, envahirent la nuque, le cuir chevelu, la face et surtout le front en grande abondance.

Depuis quinze jours, iritis de l'œil droit, avec photophobie très marquée et douleur intense; la conjonctive est fortement hyperémiée; la pupille, très déformée, ne réagit pas.

L'état général laisse à désirer; le malade se plaint de céphalée et d'insomnie et dit avoir eu de la fièvre avant son entrée à l'hôpital.

Pas d'accidents buccaux; ni pharyngés, ni adénopathie, ni alopécie. Le malade, qui n'a jamais été soumis à aucun traitement spécifique, est mis à l'*Hectine* le 26 février. On injecte 0 gr. 20 tous les deux jours.

De plus, on instille dans l'œil droit X gouttes de la solution d'atropine tous les jours.

Le lendemain de la deuxième piqûre, on constate une amélioration considérable du côté de l'œil dont la pupille est redevenue presque normale, mais elle reste dans un état stationnaire les jours suivants, tandis que la douleur et la photophobie diminuent considérablement.

5 mars : Il ne persiste plus qu'une légère congestion de la conjonctive, l'iris présentant un aspect normal.

On a injecté 1 gramme d'*Hectine* en cinq injections fessières.

Le malade quitte le service le 19 mars : quelques éléments papuleux quoique pâles et effacés persistent. L'œil complètement guéri accommode normalement.

L'état général est très satisfaisant. On a injecté 2 grammes d'*Hectine*.

Dans ce premier cas, le traitement a été fait seulement avec l'*Hectine*. Le résultat a été pourtant très heureux et très prompt, puisque avec 1 gramme du médicament, l'œil était revenu à un aspect normal. Dans les deux observations suivantes, les injections ont été faites aussi avec l'*Hectine* seule.

Observation LXI. — *Syphilis forte; Iritis de l'œil gauche* : Hectine.

Mme C..., trente-cinq ans, marchande d'habits.

Entre dans le service le 16 novembre 1909 pour courbatures généralisées et iritis de l'œil gauche remontant à dix jours. La malade comprenant mal le français, l'interrogatoire ne donne que de très vagues renseignements sur l'accident primitif qui semble avoir été méconnu.

A l'examen, on remarque une éruption de syphilides acnéiformes localisée au tronc; quelques éléments sont disséminés sur la face ; les membres supérieurs et inférieurs sont indemnes.

L'œil droit est normal. L'œil gauche présente une photophobie intense avec douleur spontanée et à la pression sur le globe oculaire, la conjonctive est couverte d'un lacis de traînées sanguines; la pupille ne réagit ni à la lumière ni à la distance et présente une déformation considérable.

De plus, douleurs ostéocopes dans les membres supérieurs et inférieurs, localisées aux articulations, avec paroxysmes nocturnes.

Comme autres symptômes, on note une alopécie très forte, une céphalée violente à exaspération vespérale, une adénopathie des ganglions inguinaux, cervicaux et épitrochléens. Pas d'accidents buccaux ni pharyngés.

L'état général est peu satisfaisant et la malade est dans une prostration assez accentuée.

La réaction de Wassermann donne un résultat positif.

La malade est mise à l'*Hectine* à raison de 0 gr. 20 tous les deux jours.

Malgré nous, la malade quitte le service le 30 novembre, avant la fin de la cure. Déjà, l'état général est sensiblement amélioré; l'iritis est en bonne voie de guérison avec légère déformation de la pupille, l'éruption rétrocède, les autres accidents ont diminué, mais persistent. On a injecté 1 gr. 40 d'*Hectine*.

Observation LXII. — *Syphilis forte; Iritis de l'œil gauche* : Hectine.

V. F..., dix-huit ans et demi.

Entre dans le service au mois de janvier 1910 pour un chancre syphilitique de la rainure, avec adénopathie inguinale accentuée. Ce chancre, datant de fin novembre 1905, est resté cinq semaines sans aucun soin. A son entrée dans le service, le malade présente une roséole intense. Le malade traité par l'*Hectine* sort un mois après; le chancre est complètement guéri, quelques éléments de roséole persistent.

Malgré ce traitement et les pilules de protoiodure que le malade a prises après sa sortie de l'hôpital, il se présente de nouveau dans le service le 18 mars 1910.

Les éléments de l'éruption qui persistaient après son départ, ont augmenté de nombre et d'intensité. A l'examen de la gorge on trouve des plaques muqueuses sur les piliers et la langue; une plaque située sur la commissure gauche des lèvres s'accompagne de vives douleurs. Une légère alopécie apparaît; les ganglions épitrochléens sont pris.

Le malade vient surtout consulter pour une iritis grave de l'œil gauche datant de cinq jours; la photophobie est extrême, la congestion intense; l'accommodation est nulle et la pupille très déformée. Cette iritis s'accompagne d'une céphalée assez vive et d'une douleur aiguë à la pression du globe oculaire.

L'état général est satisfaisant : rien au cœur, rien aux poumons; il n'y a pas de fièvre et les urines sont normales.

Le malade est mis à l'*Hectine* à raison d'une injection de 0 gr. 20 tous les deux jours. On instille par jour VI gouttes d'atropine dans l'œil.

22 mars : Troisième piqûre, la photophobie et la douleur diminuent; la pupille se dilate et tend à reprendre la forme normale; congestion toujours intense.

24 mars : La dilatation est presque complète; la douleur a disparu, un peu de photophobie persiste; la congestion diminue, la vue reste trouble. On n'instille plus que IV gouttes d'atropine par jour.

26 mars : La congestion et la photophobie disparaissent à leur tour; le malade quitte ses verres fumés. Les plaques linguales et commissurales rétrocèdent rapidement.

29 mars : Sixième piqûre. On a injecté 1 gr. 20 d'*Hectine;* plus de troubles fonctionnels; la congestion péricornéenne est insignifiante; la pupille, dilatée au maximum, présente une légère échancrure à sa partie supéro-interne.

31 mars : Il persiste une synéchie supéro-interne. Les plaques buccales et commissurales sont guéries. Bon état général.

6 avril. — L'œil est en bon état, mais la persistante de synéchies est toujours constatée. On a injecté 2 grammes d'*Hectine.*

OBSERVATION LXIII. — *Syphilis forte; Eruption papuleuse intense; Adénopathie généralisée; Iritis de l'œil droit :* Hectargyre.

L..., trente ans, journalier, éthylique. Blennorrhagie en novembre. Entre en janvier 1910 à l'Hôtel-Dieu, pour un chancre syphilitique intéressant le prépuce et le gland. Le malade est mis au traitement par le biiodure; on fait des attouchements de teinture d'iode et de nitrate d'argent.

Pendant son séjour à cet hôpital, apparaît une roséole intense. Le chancre étant guéri en février, le malade sort de l'Hôtel-Dieu après une série de quinze injections de biiodure.

Il entre dans le service le 10 février 1910, pour une éruption papuleuse sur la face, avec iritis de l'œil droit. C'est une éruption à grosses papules, saillantes, dures, très rouges, disséminées sur le tronc, le dos, très discrète sur les membres inférieurs, mais très intense à la face, particulièrement sur le front, les sillons naso-géniens et les oreilles.

L'œil droit présente une iritis très forte; il y a de la photophobie, mais peu de douleur; l'iris un peu déformé ne réagit plus ni à la lumière ni à la distance; il ne semble pas y avoir d'adhérences.

Le malade accuse une céphalée rebelle et intense, surtout la nuit, et accompagnée d'insomnie et de cauchemars. Alopécie très légère. Pas d'accidents buccaux ni pharyngés. Les ganglions cervicaux, sous-maxillaires, épitrochléens sont gros. L'état général est satisfaisant : pas de fièvre, appétit conservé; cœur et poumons sains: urines normales.

On injecte tous les jours 0 gr. 10 d'*Hectargyre* en plein muscles fessiers. Les piqûres sont bien supportées. Dès la quatrième, un mieux sensible se manifeste du côté de l'œil; la photophobie a disparu; la pupille, dilatée chaque jour par IV gouttes d'atropine (à 0 gr. 15 pour 30 grammes d'eau distillée), ne présente pas de synéchies; une légère douleur et de l'hyperémie persistent.

22 février : Exactement six jours après le début du traitement, la douleur disparaît à son tour; la congestion péricornéenne disparaît de plus en plus; la pupille reste normalement dilatée.

24 février : L'iritis est considérée comme guérie. On suspend l'atropine. On a injecté, jusqu'à ce jour, 0 gr. 80 d'*Hectargyre.*

Ajoutons que le malade a quitté le service le 20 mars, ne gardant de sa roséole intense que des taches rosées très discrètes. La cure générale a été de 2 gr. 50 d'hydrargyre, soit 2 gr. 50 d'*Hectine* et 0 gr. 25 d'oxycyanure de mercure.

En somme, aucun inconvénient n'a pu être reproché, dans ces cas, à l'*Hectine* employée comme traitement.

La décongestion de l'œil et les modifications de l'iris ont été, pour ainsi dire, immédiates et pourtant les doses ne sont pas fortes : 0 gr. 10 d'*Hectine* par jour. Fait remarquable et qui a été relevé par M. le Dr Abadie qui avait eu l'aimable obligeance de venir voir les malades, les iritis se sont améliorées relativement plus vite que les éruptions cutanées qui ont obligé à faire poursuivre le traitement.

Observation de M. le Dr J.-M. Albaharu.

Observation LXIV. — *Syphilis oculaire :* Hectine.

Mme X..., a 34 ans et est une lymphatique nerveuse ayant fait un séjour de deux ans en Australie, mais ne présentant aucun symptôme de paludisme. Il est très difficile d'avoir des renseignements précis sur les antécédents héréditaires de la malade, celle-ci ayant quitté ses parents très jeune.

Elle dit que son père est mort brusquement vers l'âge de trente-cinq ans et que sa mère est morte âgée (72 ans) d'une maladie nerveuse (?).

La malade est mariée, mais n'a pas d'enfants ; elle n'a jamais été enceinte malgré son désir d'avoir des enfants.

Après des soins appropriés, l'état général de la malade commençait a s'améliorer lorsqu'un matin (au mois de mars) au réveil, elle eut la sensation « d'une petite bête noire qui nage » dans son œil gauche. Ce phénomène ne cédant pas, je l'adresse à un confrère oculiste, qui constate une inflammation de la pupille d'origine probablement spécifique. Comme il ne nous est pas possible de découvrir un accident infectieux chez notre malade (ni chez son mari), nous décidons, vu les progrès de l'inflammation, malgré les soins locaux qu'elle subit depuis trois semaines, une consultation avec M. le Prof. de Lapersonne. Celui-ci diagnostique une névrite ophtalmique spécifique et me charge d'un traitement intensif à l'électrargol.

L'état de l'œil devenant de plus en plus alarmant, je me décide d'utiliser l'*Hectine* en injection de 0 gr. 10 pendant quinze jours, et je n'ai eu qu'à me louer de mon initiative.

En effet, après un état stationnaire pendant les six premières injections, la malade commença (à partir du 7e jour de ce traitement), à constater une amélioration progressive et après la 15e injection, l'œil ne conserva que la sensation d'un voile léger qui se maintint sans changement jusqu'à ce moment, c'est-à-dire six mois après l'accident primitif.

L'effet heureux de l'*Hectine* dans notre cas est par conséquent incontestable.

Observation de M. le Dr J. Bruneau.

Observation LXV. — *Troubles nerveux et kératite :* Hectine.

Une fillette de 14 ans était soignée depuis quelque temps, sans succès d'ailleurs, par un ophtalmologiste, pour une *kératite grave.*

Lorsque je la vis, elle était atteinte, en outre, d'attaques épileptiformes et de paralysie faciale. La station debout était impossible et lorsqu'on essayait de la faire marcher, les membres traînaient sur le sol, paralysés. Ajoutez à cela une surdité presque absolue, de l'amblyopie et une somnolence faisant craindre un dénouement fatal à brève échéance. Sachant déjà que les parents de cette enfant étaient syphilitiques, je diagnostiquai une tumeur cérébrale d'origine syphilitique par hérédité. Et j'instituai sans tarder le traitement par l'*Hectine* en injections intra-musculaires.

Une ampoule par jour pendant quinze jours. Quinze jours de repos, et ensuite gouttes d'*Hectine* pendant quinze jours.

Le résultat fut merveilleux. Tous les symptômes alarmants qui faisaient craindre une mort prochaine s'amendèrent et guérirent complètement, même la kératite. Seules les attaques épileptiformes se reproduisent encore à intervalles assez éloignés. J'espère qu'elles disparaîtront complètement sous l'influence d'un traitement prolongé.

Chose curieuse, c'est que le traitement par l'*Hectine,* dans le cas particulier qui nous occupe, non seulement n'a pas déterminé de troubles oculaires, mais a guéri ceux qui existaient.

Comme résultat à l'actif de l'*Hectine,* il est, je crois, impossible de trouver mieux.

SYPHILIS NERVEUSE

TABÈS - PARAPLÉGIE - PARALYSIES LOCALISÉES - ATOXIL
MYÉLITES - HÉMIPLÉGIES

Dans les manifestations nerveuses de la syphilis, des résultats fort intéressants ont été obtenus avec le traitement par l'*Hectine*, et cela dans des cas où le mercure n'a pas donné de résultats appréciables.

Observation de M. le Dr Dive.

OBSERVATION LXVI. — *Hémiplégie gauche de nature spécifique :* Hectine.

B. E..., quarante-deux ans, fort aux Halles.

En septembre 1909, chancre de la lèvre inférieure, qui guérit au bout de deux mois de traitement par les pilules mercurielles. A la même époque, roséole légère et plaques muqueuses multiples. Le malade prend des pilules pendant sept mois consécutifs.

29 avril 1910 : Apparaît une hémiplégie gauche.

Au dispensaire où le malade va consulter, on fait le traitement spécifique par le benzoate de mercure; le malade reçoit 120 injections, dont une trentaine intra-veineuses.

Malgré ce traitement mercuriel intensif, on ne constate aucun résultat appréciable.

On a alors recours à l'*Hectine*, en injections quotidiennes de 0 gr. 10 et pratiquées par séries de 10. Le malade reçoit, en tout, 47 injections.

Après la première série, on note une amélioration considérable. Le malade peut faire quelques pas. Il plie facilement les jambes. Au membre supérieur, la diminution de l'impotence fonctionnelle est également très accentuée, la préhension devient possible, la flexion de l'avant-bras sur le bras commence à s'ébaucher. Actuellement, l'amélioration continue. Les mouvements du membre supérieur gauche sont possibles, sauf l'abduction exagérée; le malade sent encore une certaine pesanteur et une légère douleur scapulaire. La marche est encore un peu hésitante.

Observations de M. le Dr Parent.

OBSERVATION LXVII. — *Paraplégie syphilitique :* Hectine *et mercure.*

M. X..., quarante ans.

Paraplégie de nature spécifique, avec impotence fonctionnelle des membres inférieurs; contracture spasmodique des muscles de la face antérieure des cuisses, douloureuse. Troubles trophiques de la peau; sueurs profuses au moindre mouvement. Pas d'atrophie musculaire, mais œdème dur des membres inférieurs.

Trépidation, épileptoïde; exagération des réflexes patellaires; orteils en flexion. Sensibilité intacte.

Le malade marche très péniblement en fauchant et en traînant la pointe du pied. Pour tenir en équilibre, il est obligé de prendre point d'appui le long des murs.

Pas de troubles sphinctériens.

Comme antécédents, on note le paludisme. Les accès sont rares.

A été traité successivement par la quinine, le massage, l'électricité, sans succès d'ailleurs.

En décembre 1909, le malade ne quitte presque plus le lit.

On pense à une paraplégie hystérique. Aucun stigmate.

Le malade est interrogé à fond et finit par avouer avoir eu un chancre diagnostiqué de nature spécifique pendant son séjour aux colonies. S'est traité avec des pilules de protoiodure de mercure.

Reconnaît avoir eu, aux colonies, des accidents analogues à ceux qu'il présente actuellement et qui ont cédé à 11 injections d'huile grise.

On tente alors un traitement spécifique : 5 piqûres d'*Hectargyre* à 0 gr. 20 ; 10 piqûres d'*Hectine* à 0 gr. 20, 15 piqûres d'*Hectine* à 0 gr. 10 et benzoate de mercure, formule Gaucher (soit 15 piqûres de 3 centimètres cubes, comprenant 1 centimètre cube d'*Hectine* à 0 gr. 10 et 2 centimètres cubes de benzoate d'*Hydrargyre*). Entre la septième et la huitième piqûre, interruption nécessitée par l'endolorissement de la région fessière.

Amélioration; le malade ne souffre presque plus. Suppression des contractures spasmodiques et des sueurs profuses. Diminution de l'impotence fonctionnelle. Le malade se lève, marche avec moins de difficultés et surtout avec moins de raideur, ne fauche plus.

Au point de vue traitement, repos d'une quinzaine de jours environ. Le malade absorbe alors un flacon d'*Hectine*, et un flacon d'*Hectargyre* sous forme de gouttes, avec un intervalle de repos de quinze jours entre ces deux flacons.

L'amélioration persiste.

Observation LXVIII. — *Crises gastriques tabétiques* : Hectine et Hectargyre.

M. Th. M..., quarante-trois ans, ferblantier (novembre 1909), vient consulter à l'hôpital pour troubles digestifs, faiblesse des membres inférieurs et mauvais état général. On ne constate rien de particulier du côté de l'estomac. Une inégalité pupillaire assez marquée à gauche, le dérobement des jambes, les signes d'Argyll-Robertson et de Romberg, l'abolition des réflexes patellaires font penser à des crises gastriques tabétiques.

À l'examen oculaire : fond de l'œil intact.

Traitement. — 15 piqûres d'*Hectine* à 0 gr. 10, 15 piqûres d'*Hectargyre* à 0 gr. 10.

Sort le 18 décembre 1909, amélioré. Le malade reprend son travail, ne souffre plus de l'estomac, mange et digère tous les aliments.

Revu depuis sa sortie de l'hôpital. L'amélioration persiste. Les signes d'Argyll et de Romberg n'ont pas disparu.

Observation de M. le Dr Dive.

Observation LXIX. — *Tabès confirmé* : Hectine.

L. A..., quarante-quatre ans, employé.

Chancre du prépuce il y a six ans, traité et guéri par les pilules de protoiodure. Depuis, le malade n'a suivi aucun traitement ; il n'a présenté d'ailleurs, paraît-il, aucune autre manifestation syphilitique.

Entre à l'hôpital pour des douleurs dans les membres et troubles de la démarche. Ces douleurs auraient fait leur apparition dix-huit mois après le chancre ; le malade les définit lui-même douleurs fulgurantes ; elles s'accompagnaient de pesanteur et de crampes dans les mollets.

Il y a cinq mois, des troubles de la démarche ont fait leur apparition.

Actuellement, ils sont peu marqués; la marche est peut-être un peu hésitante, mais il n'y a pas ataxie confirmée.

L'incoordination est peu accentuée, mais le signe de Romberg est très net, ainsi que le signe d'Argyll-Robertson. Les réflexes rotuliens sont complètement abolis.

La sensibilité ne présente pas de troubles appréciables.

Troubles urinaires, mais rétrécissement; pas de crises gastriques.

On porte le diagnostic de tabès et on institue le traitement par l'*Hectine* pure.

Du 18 juillet au 25, on injecte 1 gramme d'*Hectine* par doses de 0 gr. 20 tous les deux jours. On constate un état général meilleur et le malade prétend ne plus avoir de douleurs dans les membres. Il demande à sortir, mais n'est jamais revenu.

Observation de M. le Dr Leloutre.

OBSERVATION LXX. — *Tabès précoce :* Hectargyre.

X... contracte la syphilis aux colonies, en 1904. Se soigne pendant deux ans avec les pilules de Dupuytren et des dépuratifs variés.

A la fin de 1908, ressent des douleurs fulgurantes qui ne tardèrent pas à augmenter de fréquence et d'intensité, si bien que depuis l'été dernier, il en avait de très violentes, environ tous les deux jours. L'examen méthodique du malade fait porter le diagnostic de tabès incipiens.

Traité par l'*Hectargyre,* à partir du 14 mars 1910.

On fait d'abord une première série d'injections : 7 injections de 0 gr. 10 tous les jours. Après une semaine de repos, deuxième série dans les mêmes conditions.

Dès le début du traitement, les douleurs ont été bien moins vives. Depuis la première série, le malade trouvait son état général bien meilleur, montait même les escaliers, et n'avait plus du tout la sensation de lassitude générale qu'il ressentait avant le traitement.

Les crises douloureuses sont devenues de moins en moins fréquentes.

Cette grande amélioration, obtenue avec 3 grammes d'*Hectargyre,* s'accentue de jour en jour.

Observations de M. le Dr Guiard.
(*Annales des Maladies Vénériennes,* n° 2, Février 1911.)

OBSERVATION LXXI. — *Paralysies localisées, par endartérite cérébrale, au cours de la quatrième année d'une syphilis jusque-là très insuffisamment traitée; Guérison sous l'influence de cures intensives à la fois par le mercure, l'iodure de potassium et l'Hectine; mais amélioration beaucoup plus rapide après chaque série d'injections d'Hectine.*

M. J. B., officier de cavalerie, âgé de 28 ans, a contracté, à la fin de juillet 1906, un chancre infectant de la lèvre inférieure, d'abord méconnu et considéré comme une éruption d'herpès ou d'impétigo ; donc, pas de médication spécifique. Le 19 septembre seulement, l'apparition de la roséole et de plaques muqueuses sur la verge et dans la bouche permet d'établir le diagnostic. A partir de ce moment jusqu'au 5 décembre, le malade fait une série de sept frictions mercurielles quotidiennes de 4 grammes, puis deux injections de biiodure de 0 gr. 02, ensuite une seconde série de sept frictions, enfin une troisième de six, toujours à la dose de 4 grammes; au total, 22 jours de traitement sur 77. Le 5 décembre, la lèvre est enfin guérie. M. B. se borne dès lors à prendre, à raison de deux par jour, des pilules de protoiodure de 0 gr. 05, une cinquantaine environ.

Pendant l'année 1907, il ne suit plus, pour ainsi dire, aucun traitement. De loin en loin, lorsque surviennent des plaques muqueuses buccales, il a recours à une injection d'huile grise à 40 0/0; la douleur consécutive est vive et prolongée; aussi en fait-il à peine quatre ou cinq en tout.

En janvier 1908, pour la première fois, il vient me consulter, à l'occasion d'ulcérations multiples sur les membres. Reconnaissant la nécessité d'un traitement beaucoup plus régulier et plus énergique, je conseille des séries successives d'injections d'huile grise, en insistant pour qu'elles soient courageusement continuées, si pénibles qu'elles puissent être, deux ou trois ans de suite. Mais, élève à l'école de Saumur et astreint chaque jour à des exercices d'équitation d'une extrême violence, le malade se trouve dans l impossibilité absolue d'observer un tel programme avant l'époque des vacances. Je me résigne donc à lui prescrire les pilules de sublimé suivantes :

Extrait thébaïque	2	gr.
Glycérine	5	»
Gluten finement pulvérisé.......	15	»
Chlorure de sodium...........	2	»
Bichlorure d'hydrargyre	2	»
Eau	6	»

(Dissoudre l'extrait dans la glycérine, ajouter le gluten, puis la solution chlorhydrargyrique et faire 200 pilules qui seront livrées dans un flacon à large goulot bouché à l'émeri.)

Préparées d'après cette formule empruntée jadis au Dr Simonet, de l'hôpital du Midi, les pilules de sublimé sont en général beaucoup moins irritantes pour l'appareil gastro-intestinal, en même temps que mieux absorbées et plus actives que les pilules de Dupuytren. Aussi n'est-il pas rare qu'il soit possible d'en prolonger l'administration, sans inconvénient d'aucune sorte, à la dose quotidienne de 0 gr. 04 et même 0 gr. 06, pendant plusieurs années consécutives, par périodes ininterrompues de 50 jours, séparées par des suspensions de deux à quatre semaines.

J'en conseillai quatre par jour à mon malade; mais, comme elles causaient un peu de diarrhée ou des coliques, il ne les prit que très irrégulièrement. Aussi continua-t-il de rester sujet à de fréquentes récidives de plaques muqueuses buccales. D'autre part, il maigrissait de jour en jour et sentait ses forces diminuer progressivement.

Pendant l'année 1909, toujours sous le coup d'une fatigue excessive, il n'arrive qu'à grand'peine à exécuter les rudes manœuvres auxquelles sont assujettis les élèves de Saumur. Cependant, il prend assez régulièrement, jusqu'au mois de juillet, deux pilules de sublimé par jour, puis trois en septembre et deux en octobre; mais cette médication est évidemment insuffisante, car elle n'empêche pas de nouvelles poussées de plaques muqueuses buccales de se succéder presque sans interruption, puis, au cours de l'été, des ulcérations multiples de se former au bras, à la cuisse, au pied.

Tout à coup, vers le milieu d'octobre, de nouveaux accidents d'un tout autre ordre et beaucoup plus graves se manifestent sous la forme de paralysies localisées à certains muscles de la joue, du bras et de la jambe, du côté droit, sans ictus initial. Le malade éprouve une grande difficulté à prononcer certains mots ou groupes de mots un peu complexes et à exécuter certains mouvements des lèvres, celui de siffler par exemple. Une légère asymétrie faciale, qui modifie l'expression habituelle de la physionomie, se remarque au premier coup d'œil. Les doigts de la main droite obéissent mal à la volonté; ils ont perdu leur précision ordinaire et laisseraient facilement échapper les objets, en particulier lorsqu'il s'agit de porter un verre à la bouche et de le renverser pour en boire le contenu; quant à l'écriture, elle est devenue presque impossible. Mais c'est principalement du côté du membre inférieur que les troubles de la motilité sont le plus accusés; ils ont pour conséquence une gêne extrême de la marche qui se traduit par une forte claudication et une incapacité absolue de monter ou même de se tenir à cheval. La plupart des réflexes sont exagérés. La contraction des pupilles est normale. La recherche de l'albumine dans l'urine reste négative.

Une complication de cette nature ne pouvait guère se rattacher qu'à des lésions d'endartérite cérébrale, dont on connaît la tendance habituelle à s'étendre et à s'aggraver progressivement et devenait singulièrement inquiétante pour l'avenir. Il était donc évident que l'heure des résolutions énergiques avait sonné, qu'il n'y avait plus un instant à perdre, et qu'il fallait, coûte que coûte, recourir aux grands moyens. Le malade s'en rendit parfaitement compte et consentit, séance tenante, à se laisser faire une injection intramusculaire d'huile grise à 40 0/0, 0 gr. 10, dans la fesse gauche. Elle fut suivie de douleurs extrêmement vives et prolongées que le moindre mouvement exaspérait. J'en fis néanmoins une seconde, le 2 novembre, dans la fosse sous-capillaire, et de 0 gr. 07 seulement. Elle fut aussi pénible que la première. Mais, huit jours plus tard, on observait, du côté des troubles nerveux, une amélioration rapide et très sensible.

Le 9 novembre, consultation chez le Dr Babinski, dont le diagnostic est le même que le mien et le pronostic des plus sombres. Il insiste sur la nécessité d'obtenir à tout prix un congé de six mois sans lequel il serait difficile ou impossible de suivre le traitement intensif qu'il juge indispensable.

En attendant ce congé, je prescris au malade, qui retourne le jour même à son régiment, une série de frictions mercurielles dosées chacune à 6 grammes. Après la troisième, une seconde poussée des mêmes accidents parétiques se produit, mais beaucoup plus grave que la première. M. B. est obligé d'entrer à l'hôpital militaire. Là, du 20 novembre au 11 décembre, il reçoit treize injections de biiodure d'hydrargyre de 0 gr. 03 et prend 16 jours sur 21 une dose quotidienne de 5 grammes d'iodure de potassium.

Le 11 décembre, il part en congé et vient s'installer à Paris. Du 12 au 26, je lui fais quinze injections de benzoate de mercure de 0 gr. 02 à 0 gr. 04 chacune et lui ordonne en même temps 3 à 5 gr. par jour d'iodure de potassium. Les injections, sans être franchement douloureuses, sont encore assez désagréables, un peu moins toutefois que celles de biiodure. Pendant ce temps, les troubles de la motilité persistent ou ne s'améliorent qu'avec une extrême lenteur. Le malade marche avec peine et boite visiblement. D'un autre côté, l'amygdale gauche se tuméfie et devient bientôt le siège d'une ulcération centrale très douloureuse, qui tend à s'élargir aux dépens de la zone extrêmement rouge et irritée qui l'entoure.

Le 28 décembre, sur l'avis du Dr Hallopeau, je commence une série de douze injections sous-cutanées quotidiennes d'*Hectine*, à la dose de 0 gr. 20; elles sont beaucoup mieux tolérées que toutes les injections mercurielles précédentes; puis, à partir du 12 janvier jusqu'au 3 février, je fais, de semaine en semaine, quatre injections intramusculaires d'huile grise de 0 gr. 10 et chaque fois en même temps une injection d'*Hectine* de 0 gr. 20. Les injections d'huile grise, cette fois, sont relativement bien supportées, sauf la dernière qui provoque une réaction des plus pénibles. Une menace de gingivite m'oblige à les suspendre. A ce moment, les phénomènes paralytiques sont en voie d'amélioration sensible, cependant certains mouvements du bras et de la jambe laissent encore à désirer.

A partir du 8 février, après une consultation du Prof. RAYMOND. le malade prend jusqu'au 28, 3 grammes par jour d'iodure de potassium, et, par périodes de 10 jours séparées par des interruptions d'égale durée, quinze gouttes par jour d'une solution de thiosinamine au 1/200e, puis, du 28 février au 19 mars, je lui fais quatre nouvelles injections d'huile grise de 0 gr. 07 et, enfin, dans les derniers jours de mars, trois injections de benzoate de mercure. Alors, les mouvements de la jambe, quoique meilleurs, sont encore trop incertains et embarrassés pour permettre la moindre tentative d'équitation.

En avril, à la suite d'une nouvelle consultation du Dr HALLOPEAU, le malade prend matin et soir une cuillerée à soupe du sirop suivant :

Biiodure d'hydrargyre	0 gr. 15	
Iodure de potassium	20 gr.	
Sirop simple	300 gr.	

et en même temps, je lui fais une seconde série de vingt et une injections d'*Hectine* de 0 gr. 20.

Sous cette influence, l'amélioration de la motilité fait de rapides progrès. Dans les premiers jours de mai, M. B. a recouvré peu à peu tous ses mouvements et se trouve assez complètement rétabli pour être en état de rentrer à son régiment.

Du 25 avril au 15 juin, il reprend 186 pilules de sublimé de 0 gr. 04 (à peu près 4 par jour). En juillet, il se fait refaire une nouvelle série de douze injections d'*Hectine* de 0 gr. 20. Sa santé, malgré la vie très fatigante qu'il mène, se maintient excellente ; il a très bonne mine et pèse 1 kil. 500 de plus qu'en janvier. Ses forces sont entièrement revenues et il a récupéré toute sa souplesse et son agilité d'autrefois. Il se propose néanmoins de continuer longtemps encore les injections d'*Hectine*, ainsi que les pilules de sublimé.

En résumé, cette observation nous montre, chez un jeune homme de 28 ans, atteint depuis 3 ans d'une syphilis fort mal soignée, deux crises successives, à un mois de distance, d'accidents paralytiques localisés à la joue, au bras et à la jambe, du côté droit et relevant de lésions d'endartérite cérébrale. La guérison a été obtenue en six mois, mais l'association simultanée ou alternante des injections d'*Hectine* à un traitement mercuriel et ioduré intensif ne permet pas d'apprécier rigoureusement la part d'efficacité curative qui revient à l'une et à l'autre de ces médications. Cependant, il convient de noter : 1° que la seconde crise, la plus sérieuse, est survenue au cours même d'un traitement mercuriel très actif par frictions à l'onguent napolitain, doses de 6 grammes, suivant de près deux injections d'huile ; 2° qu'en novembre et décembre, malgré treize injections de biiodure de 0 gr. 03, quinze injections de benzoate de 0 gr. 02 à 0 gr. 04 et l'administration interne de 3 à 5 grammes par jour d'iodure de potassium, pendant 31 jours sur 41, les accidents parétiques sont restés stationnaires ; 3° qu'ils n'ont commencé à s'améliorer sensiblement qu'à la fin de janvier, après une première série de seize injections d'*Hectine* de 0 gr. 20 ; 4° qu'en février et mars, l'*Hectine* ayant été remplacée par le mercure, l'iodure de potassium et la thiosinamine, ils ont fait très peu de progrès vers la guérison ; 5° enfin, qu'ils ont complètement disparu, en avril, à la suite d'une nouvelle série de vingt et une injections d'*Hectine*. Il ne serait donc pas illogique d'attribuer à la médication arsenicale un rôle prépondérant dans l'heureuse issue des phénomènes morbides. Mais, comme avant, pendant ou après l'*Hectine*, le mercure et l'iodure de potassium ont été administrés à hautes doses, je préfère, pour ne mériter aucun reproche de partialité, m'abstenir de toute affirmation qui puisse être contestée.

On est, d'ailleurs, obligé de reconnaître que, dans le tissu cellulaire sous-cutané des fesses ou du dos, les injections d'*Hectine*, à la dose quotidienne de 0 gr. 20, ont pu être répétées par séries presque ininterrompues de 10, 12 et même 21, sans déterminer de réaction locale douloureuse ou inflammatoire notable, ni aucun trouble général, qu'elles ont même été beaucoup plus faciles à tolérer que toutes les injections mercurielles solubles. Ce malade ne m'a pas signalé, comme d'autres l'ont fait par la suite, des sensations plus ou moins pénibles, commençant 3 ou 4 heures après l'injection et se prolongeant de 3 à 5 heures.

D'autre part, il a constaté, en cinq mois, une augmentation de poids de 1.500 grammes. C'est peu de chose et je n'en parlerais pas, si ce n'était un fait très habituel et souvent beaucoup plus accusé sur la plupart des malades longtemps traités par l'*Hectine*. Il est permis, en tout cas, d'en conclure que l'influence de ce médicament sur la santé générale et en particulier, sur la nutrition est plus favorable que nuisible et ne doit inspirer aucune appréhension.

OBSERVATION LXXII. — *Syphilis datant de cinq ans; Début de tabès révélé par deux crises de douleurs fulgurantes et l'abolition complète des réflexes rotuliens; Traitement par les injections de benzoate de mercure associées à celles d'*Hectine*, l'huile grise étant mal tolérée.*

M. L. G..., 32 ans, a pris la syphilis il y a environ cinq ans. Traité par des pilules de sublimé, 0 gr. 04 par jour en moyenne, pendant les quatre premières années, il n'a eu que des manifestations secondaires insignifiantes. Il y a deux ans, à l'occasion d'une ulcération buccale, j'avais conseillé des injections d'huile grise, mais la première avait été suivie de douleurs si vives et si prolongées que je n'en avais pas fait d'autres. D'ailleurs, la plaie s'était promptement cicatrisée et rien n'indiquait plus la nécessité d'un traitement aussi énergique. Nous étions donc revenus à la médication interne précédemment adoptée.

En juillet 1910, M. G... revenait me consulter pour de prétendues douleurs rhumatismales. Il s'agissait, en réalité, d'une crise de douleurs fulgurantes, nettement caractérisées, se succédant à intervalles à peu près réguliers de 5 à 6 minutes, dans la même région. Elle avait duré trois jours. Sept mois auparavant, une première crise semblable, mais de durée moindre, deux jours seulement, s'était produite. Je constatai l'abolition complète des réflexes rotuliens, un léger degré d'incertitude des mouvements des membres inférieurs. Il n'y avait rien d'anormal du côté des yeux. Pas d'albuminurie.

Consultation chez le professeur Raymond, le 13 juillet. Il confirme sans restriction mon diagnostic de tabès au début et conseille un traitement énergique par des injections de benzoate de mercure à la dose quotidienne de 0 gr. 02 à 0 gr. 03, 25 jours de suite et par l'administration interne d'iodure de potassium 0 gr. 02 à 0 gr. 03 par jour, le tout à Uriage, sous la direction du Dr Chatin.

Le 21 octobre, je revois M. G... Bien qu'il n'ait plus eu de nouvelle crise et que son état paraisse aussi satisfaisant que possible, je m'efforce de lui faire comprendre la gravité de l'affection médullaire dont les douleurs fulgurantes et la disparition des réflexes rotuliens sont les signes précurseurs et la nécessité de ne négliger aucun des moyens capables d'en enrayer l'évolution. L'huile grise ayant laissé de très mauvais souvenirs, je propose l'emploi simultané d'injections quotidiennes de benzoate de mercure, 0 gr. 02, et d'*Hectine*, 0 gr. 20, par séries de 20 à 25, suivies de suspensions de trois à quatre semaines. Ces cures successives, complétées par l'absorption de 2 à 3 grammes d'iodure de potassium par jour, devaient être continuées pendant une année au moins. Je ne voulus toutefois appliquer ce traitement qu'après en avoir obtenu l'approbation formelle par le Dr Hallopeau.

Commencé le 22 octobre, il a été suivi régulièrement, sauf quelques interruptions motivées par une atteinte de grippe, jusqu'au 25 novembre. Cette première série s'est composée de 25 séances. Les deux injections de benzoate et d'*Hectine* ont été faites dans le tissu cellulaire sous-cutané de l'une des fesses, à 7 ou 8 centimètres l'une de l'autre, plus souvent du côté gauche où elles étaient moins douloureuses. Les huit ou dix premières séances ont été fort bien supportées, ne laissant après elles qu'un endolorissement insignifiant, mais les suivantes sont devenues plus incommodantes ; à partir de la 3e ou 4e heure, le malade commençait à ressentir, dans la région injectée, une gêne très désagréable, une sorte de névralgie, qui persistait 5 ou 6 heures. En outre, vers le 18e jour, après une série de quatre ou cinq séances consécutives sur la fesse gauche, le tissu cellulaire sous-cutané, dans une étendue de 12 à 15 centimètres, s'est densifié de telle sorte que la peau semblait collée à l'aponévrose musculaire sous-jacente et ne pouvait plus ni glisser ni être soulevée, sans qu'il y eût d'ailleurs ni phénomènes inflammatoires francs, ni douleurs notables. Cette réaction locale mit plusieurs jours à se dissiper.

Il est néanmoins permis de dire que le traitement a été, d'une façon générale, assez peu pénible pour n'inspirer au malade aucune appréhension sérieuse.

Quant à son efficacité curative, elle ne se dégage pas et ne pouvait pas se dégager de cette observation, étant donné le très peu de temps écoulé depuis son application, l'absence de tout symptôme à ce moment et l'extrême lenteur habituelle de l'évolution du tabès au début. Et si, plus tard, les événements démontrent qu'elle a été suffisante pour enrayer définitivement l'affection médullaire, il sera impossible d'apprécier dans quelle mesure chacun des trois médicaments, mercure, iodure et *Hectine,* aura contribué à cet heureux résultat. Peu importe, du reste ; l'essentiel est que le malade soit préservé et qu'il le soit sans courir aucun risque d'accident plus ou moins grave, local ou général.

Or, nous venons de voir à quoi se sont réduits les très petits ennuis locaux occasionnés par l'*Hectine ;* ils ne méritent pas d'entrer en ligne de compte. Et, pour ce qui est de son action générale, elle n'a paru nuisible à aucun degré. Le malade a seulement remarqué, dans les derniers jours, qu'il était un peu serré dans sa ceinture, au point de se demander si son domestique, en recousant un bouton, ne l'avait pas déplacé de manière à diminuer la circonférence de son pantalon. La lumière s'est faite dans son esprit, lorsque je lui eus parlé de l'embonpoint rapide fréquemment observé sur les malades traités par l'*Hectine.* N'ayant pas eu soin de se peser au début de la cure, il ne pouvait savoir s'il avait augmenté de poids et dans quelles proportions, mais ce dont il ne pouvait douter, c'est que, malgré sa grippe récente, son appétit émerveillait son entourage.

Observation de M. le Pr Filarelopoulo.

(Faculté d'Athènes.)

OBSERVATION LXXIII. — *Tabès et réaction de Wassermann; Influence salutaire de l'*Hectine.

Il s'agit d'un individu, âgé de 32 ans, M. P..., employé dans une grande maison commerciale, dont les antécédents héréditaires et per-

sonnels ne présentent rien d'important. Père et mère bien·portants.
Il n'a jamais eu de grande maladie, sauf trois blennorrhagies dans
l'espace de quatre ans et un chancre mou depuis dix ans, diagnostiqué
comme tel par un des meilleurs spécialistes de la capitale turque. Ce
chancre n'avait été suivi d'aucune manifestation générale, pas même
de la moindre adénite et l'examen, à ce point de vue, au dire du
malade, a été très minutieux pour ne laisser aucun doute sur la nature
non spécifique du chancre. Cet individu, depuis deux ans, se plaint de
douleurs articulaires siégeant aux deux genoux et aux mollets et des
spermatorrhées très opiniâtres. Ces douleurs traversant les membres
inférieurs n'ont jamais présenté un caractère aigu, mais survenaient
toujours moins intenses et moins ressenties par le malade qui les pre-
nait pour des arthralgies banales, et c'est pour cela que son médecin,
très compétent du reste, ayant diagnostiqué du rhumatisme articulaire,
l'a envoyé à Edipso-les-Bains. Cette cure, qu'il a répétée deux fois,
n'a presque pas profité, car les douleurs persistèrent toujours en augmentant d'intensité, surtout la nuit, et dernièrement se sont propagées
aux lombes. Torturé par ces douleurs, le patient a eu l'idée de faire
un examen du sang au point de vue de la réaction de Wassermann,
car, depuis quelque temps, soupçonnant la syphilis, il s'est adressé
pour cet examen à notre très distingué confrère, M. le Dr Sotiriadis,
dont la compétence dans la matière a déjà fait ses preuves plus d'une
fois. M. Sotiriadis, ayant examiné le sang du patient par la méthode de
Wassermann, a eu un résultat franchement *positif*. Le malade nous
arrive aussitôt stupéfait de ce résultat et nous implore de l'examiner
minutieusement pour vérifier s'il a eu vraiment la syphilis qu'il a
toujours ignorée. Un examen scrupuleux du malade justifia pleine-
ment le résultat positif de M. Sotiriadis.

Voici, en effet, ce que nous avons constaté chez lui. Comme symptômes subjectifs : 1º des douleurs articulaires relatées ci-dessus alter-
nent de temps en temps, de douleurs lombaires et qui présentent cette
particularité de commencer subitement, de s'accentuer la nuit et de
cesser brusquement; 2º spermatorrhées nocturnes subintrantes sur-
venues sans érection et sans jouissance. Outre ces deux phénomènes
qui datent de plus de deux ans, le patient répondant aux questions
diverses que nous lui avons adressées, nous raconte quelques autres
phénomènes qui, très insignifiants pour lui, lui ont échappé; 3º une
incontinence d'urine survenue il y a une année, qui n'a duré qu'une
dizaine de jours et qu'il a attribué aux chaudes-pisses répétées, qu'il
a eu, d'où sa disparition par quelques instillations de nitrate
d'argent faites à l'urèthre postérieure; et 4º des coliques intestinales
survenant de temps à autre et revêtant la forme de véritables *crises
entéralgiques* et que son médecin traitait par les gouttes noires d'opium.
Objectivement : *abolition* complète du réflexe rotulien, signe d'Argyll-
Robertson très manifeste. Sens musculaire très diminué. Anesthésie
incomplète par plaques sur les mollets et la partie inférieure de la
cuisse. En lui piquant la peau dans ces régions, avec l'épingle, il a la
perception de la douleur très obtuse (le sens du tact à peine lésé).
Cette observation nous enseigne combien la méthode de Wassermann,
dont quelques cliniciens ont voulu discuter la valeur, nous rend des
services précieux quelquefois en nous éclairant sur la véritable origine
de quelques affections banales en apparence et dont un diagnostic précoce peut prévenir des graves conséquences pour l'avenir. Il est déjà
démontré que dans le tabès et la paralysie générale, la séro-réaction
est presque constamment positive (88 0/0). Elle se fait non seulement
sur le sang des malades, mais aussi sur le liquide céphalo-rachidien
obtenu par ponction lombaire, en même temps qu'on l'examine pour
la lymphocytose.

Nous basant donc sur le résultat positif de l'examen du sang fait si
consciencieusement par M. Sotiriadis et sur les signes cliniques que
présentait le malade, nous l'avons soumis à un traitement approprié.
Nous lui faisons des injections doubles d'*Hectine* (à 0 gr. 40) et de
benzoate de mercure, et nous lui avons prescrit en même temps
80 gouttes d'iodure par jour (le malade ne pouvant en aucune façon
supporter l'iodure de potassium). Le résultat du traitement n'a pas
tardé à se manifester : il est merveilleux jusqu'à présent. Les dou-

leurs articulaires et lombaires ont cessé dès la douzième injection, la spermatorrhée aussi. Le malade se sent déjà bien portant. (Il se trouve au vingtième jour de son traitement.) Les forces sont relevées, il peut déjà marcher les yeux fermés sans chanceler, d'un pas sûr et ferme. Le réflexe pupillaire est presque rétabli. Nous attribuons ce résultat à l'heureuse influence de l'*Hectine* (car nous avons été obligé d'interrompre les injections mercurielles dès le cinquième jour, à cause d'une gingivite intense) et nous savons combien ce produit arsenical est supérieur à toute autre médication antitabétique.

Observation de M. le Dr L. Ohier.

OBSERVATION LXXIV. — *Ataxie :* Hectargyre.

Chez un sujet de 60 ans, à la troisième piqûre d'*Hectargyre Ampoule B,* j'ai vu des accidents tertiaires rétrocéder. Ce malade ne s'était jamais soigné sérieusement pour son avarie et m'avait fait venir pour des crises douloureuses d'ataxie. Les piqûres d'*Hectargyre* ont de suite (à la 3e) produit un résultat surprenant.

Observation de M. le Dr G. C...

OBSERVATION LXXV. — *Tabès incipiens :* Hectine.

J'ai expérimenté l'*Hectine* à l'occasion d'un cas de « *Tabès incipiens* » d'origine syphilitique, manifesté par des éruptions zostériformes de la région thoracique et douleurs en ceinture correspondantes. Depuis deux ans, j'étais arrivé, à l'aide d'injections de benzoate de mercure, répétées par périodes très rapprochées, à effacer ces symptômes au fur et à mesure de leur apparition, sans pouvoir les éloigner définitivement. Il y a deux mois, mes injections ordinaires restaient sans effet, et la maladie semblait avoir le dessus : des symptômes d'intoxication mercurielles menaçaient de me désarmer. Je me suis alors servi de votre *Hectine B,* suivant la posologie indiquée. J'ai pu continuer ainsi la cure et la pousser jusqu'à son résultat habituel. Sans cet adjuvant, je crois que la situation de mon malade eût été fort compromise. Je me propose d'instituer désormais un traitement alterné : mercure-*Hectine.*

Observation de M. le Dr C. S...

OBSERVATION LXXVI. — *Tabès, douleurs fulgurantes :* Hectargyre.

J'ai essayé l'*Hectargyre* dans un cas de *douleurs fulgurantes* rebelles à tout traitement. À la quatrième injection, une amélioration très notable s'est produite.

Obeservation de M. le Dr G. Lepage.

OBSERVATION LXXVII. — *Myélite transverse :* Hectargyre.

J'ai employé l'*Hectargyre Ampoules* B chez un jeune homme qui vient de faire une *myélite transverse,* affection qui a guéri rapidement avec douze injections d'*Hectargyre,* le repos et des pointes de feu sur la région lombaire.

Observation de M. le Dr Éloire.

OBSERVATION LXXVIII. — *Gomme cérébrale :* Hectine.

L'*Hectine Ampoules* B a été employée avec succès sur une femme présentant une *gomme cérébrale,* que j'avais pris tout d'abord pour une méningite cérébro-spinale quant aux symptômes. Une ponction lombaire étant restée sans résultats au point de vue biologique et symptomatique, je me décidais à commencer le traitement antisyphilitique avec l'*Hectine*. Au troisième jour, j'ai pu observer une sédation à peu près complète des douleurs. La dilatation des pupilles qui était énorme et effrayait l'entourage s'est maintenue encore environ dix jours et a complètement disparu avec tout le cortège alarmant de cette affection.

Observation de M. le Dr L. Tréhout.

OBSERVATION LXXIX. — *Hémiplégie spécifique :* Hectine.

Chez un homme atteint d'*hémiplégie* complète du côté gauche, consécutive à une hémorragie cérébrale d'origine syphilitique, et où, électrisation, massages, iodure de potassium, injections hypodermiques de cacodylate de soude étaient restés sans résultats, deux séries d'injections intra-musculaires d'*Hectine* A ont permis à mon malade, non seulement de retrouver les mouvements de son bras gauche paralysé, mais aussi, chose beaucoup plus importante pour lui, de causer et de marcher. Je suis persuadé que ce malade, après une troisième série de dix injections d'*Hectine* pourra reprendre ses occupations de voyageur de commerce, comme auparavant.

Observation de M. le Dr Artin.

OBSERVATION LXXX. — *Paralysie générale :* Hectine.

Sur le conseil du Professeur Raymond, j'ai employé l'*Hectine* chez une malade, atteinte de paralysie générale, qui présentait tous les mois un ictus avec aphasie qui durait de 24 à 36 heures.
Depuis le traitement d'*Hectine,* elle n'a pas eu, ou peu, de ces accidents congestifs.

Observation de M. le Dr Larnaudie.

OBSERVATION LXXXI. — *Paralysies spécifiques :* Hectargyre.

L'*Hectargyre Ampoules* B m'a donné toute satisfaction chez un malade présentant des *accidents cérébraux* graves avec paralysie et troubles de la sensibilité, dus à des lésions spécifiques.
L'amélioration immédiate obtenue par ces injections constitue également un excellent moyen de diagnostic.

Observations de M. le Dr Gandy.

OBSERVATION LXXXII. — *Troubles médullaires spécifiques :* Hectine.

J'ai administré l'*Hectine Ampoules* B à un malade atteint de troubles médullaires d'origine suspecte. Est-ce l'effet du traitement? J'ai constaté une sédation marquée.

OBSERVATION LXXXIII. — *Hémiparésie :* Hectine.

Ce cas très complexe et très intéressant. Il s'agit d'un sujet de 30 ans, porteur d'une *syphilis extrêmement maligne* et dont l'accident initial remonte à deux ans et demi. Malgré un traitement mercuriel, ce sujet eut des accidents secondaires extrêmement rebelles, plaques muqueuses buccales, anales et syphilides ulcéreuses qui finirent par disparaître. En février dernier, deux ans, jour pour jour, après l'apparition du chancre infectant, le malade fut pris d'accidents nerveux très curieux, véritables crises d'épilepsie jacksonienne avec perte de connaissance et à début par fourmillement dans le pouce droit. Ces crises finirent par s'espacer grâce au traitement mercuriel, puis à disparaître. Mais il persistait toujours de l'hémiparésie droite avec légère contracture du membre supérieur droit. En juillet dernier, un de mes amis m'ayant remis une boîte d'*Hectine B*, je fis usage de ce médicament sur ce malade, en me conformant aux indications de la notice contenue dans la boîte. Après l'emploi d'une boîte entière, j'eus le plaisir de voir disparaître complètement ces accidents, et le malade recouvra complètement l'usage de son membre supérieur droit et la parésie disparut. Je soumets encore à l'heure actuelle ce malade à des cures d'*Hectine* et je n'ai plus observé aucun accident.

*Observation de M. le D*ʳ *C.-B. L...*

Observation LXXXIV. — *Hémianopsie spécifique :* Hectine.

Avec l'*Hectine* j'ai traité une malade atteinte d'*hémianopsie syphilitique* sur laquelle le traitement mercuriel par huile grise, benzoate et biiodure n'avait eu aucun effet; et j'ai eu le plaisir de constater une amélioration sensible après un mois de traitement, l'état général surtout en a tiré un bienfait très réel. Avec l'*Hectargyre* j'ai traité un *tabétique* en pleine crise de douleurs fulgurantes : l'apaisement s'est produit après la troisième injection. Il est, à l'heure actuelle, encore incomplet ; et j'aurai l'intention d'utiliser l'*Hectine* seule, craignant l'influence nuisible du mercure.

*Observation de M. le D*ʳ *Marcou.*

Observation LXXXV. — *Tabès :* Hectine.

J'ai employé, contre le *tabès*, une boîte de 10 ampoules d'*Hectine Ampoules B* à 0 gr. 20 et j'ai constaté un mieux sensible.

*Observation de M. le D*ʳ *L. Berger.*

Observation LXXXVI. — *Tabès :* Hectargyre.

J'ai traité par injections deux malades très intéressants. Le premier, atteint de *syphilis* très ancienne, présentait des symptômes nerveux que j'ai cru devoir attribuer à cette infection et qui consistaient surtout en une paresse (sensibilité et mouvement) des membres supérieurs. A raison de deux injections par semaine d'*Hectargyre B ;* à la cinquième injection, il s'est trouvé tellement amélioré qu'il a cru superflu de continuer le traitement. J'ai été d'autant plus agréablement surpris, que ce malade avait été depuis deux ans, soumis à un traitement mercuriel et ioduré très intensif sans aucun résultat.

Mon second malade m'a donné encore plus de satisfaction. Il s'agit d'un homme marié qui, à la suite d'un chancre récent, avait le scrotum notamment recouvert de plaques muqueuses. J'ai supprimé tout traitement pour me contenter d'une injection d'*Hectargyre A* tous les jours. Dès la première injection, le malade s'est déclaré soulagé ; j'ai cru à de la suggestion, mais j'ai dû me rendre à l'évidence lorsque le quatrième jour, j'ai vu les plaques tendre nettement vers la guérison et complètement cicatrisées vers le septième.

Pour moi, avec de tels résultats, toute discussion est close. Nous avons sous la main un traitement sûr, rapide et inoffensif de la syphilis.

*Observation de M. le D*ʳ *Paul Arnaud.*

Observation LXXXVII. — *Tabès :* Hectargyre.

L... S..., 47 ans, commerçant, est atteint depuis dix ans de violentes *crises articulaires.* La dernière crise n'a pas duré moins de sept mois. Le malade, classé comme goutteux, a fait usage de tous les produits salicylés ou autres, sans obtenir la moindre amélioration. Les genoux sont tuméfiés et douloureux. Les articulations tibio-tarsiennes sont ankylosées. Les pieds sont complètement déformés par des lésions osseuses du tarse et du métatarse. Il est impossible au malade de se chausser. La marche n'est possible qu'avec des béquilles.

S... ne se souvient pas avoir eu de chancre. Un de ses enfants ayant présenté des accidents syphilitiques très nets, j'institue chez le père le traitement mercuriel : un centimètre cube d'*Hectargyre A* en injection tous les jours. Après la cinquième piqûre, le malade fait brusquement de la stomatite mercurielle.

Mais les douleurs articulaires ont disparu. Le traitement hectargyrique est interrompu pendant trois semaines. Il est repris ensuite à la dose de 1 centimètre cube d'*Hectargyre A* par semaine. Après chaque injection le malade a le goût métallique pendant douze à trente-six heures. Son état s'améliore rapidement. L'œdème des genoux disparaît. La marche est encore difficile, mais le malade commence à pouvoir supporter des chaussures spéciales et à se tenir quelques minutes debout sans fatigue. Après la dixième injection, au bout de deux mois de traitement, S... commence à vaquer à ses occupations. Les déformations osseuses s'atténuent.

J'emploie alors l'*Hectargyre B* à la dose de 2 centimètres cubes par semaine.

A la fin du troisième mois, le pied gauche a repris sa forme normale. Le pied droit présente encore une légère déformation, mais S... peut se chausser comme tout le monde. Il marche sans canne et peut vaquer à ses occupations. Il est en voie de guérison.

Observation de M. le Dr Schoull.

Observation LXXXVIII. — *Tabès, douleurs fulgurantes* : Hectine. — *Amélioration considérable.*

VI. Femme de 45 ans, souffrant de douleurs violentes le long de la colonne vertébrale, avec irradiations fulgurantes dans les membres inférieurs, douleurs en ceinture, crises gastriques; cependant, on ne trouve pas les signes d'Argyll ou de Romberg; les réflexes rotuliens sont plutôt exagérés. Etat général débilité; troubles nerveux. — Comme il existe des antécédents tuberculeux dans la famille, et la malade ayant eu dans sa jeunesse des bronchites fréquentes et tenaces, je pensai d'abord à un début de mal de Pott, d'autant plus que les apophyses épineuses des 8e et 9e dorsales étaient très douloureuses à la pression, et que l'examen des poumons dénotait une condensation du sommet droit. Le traitement par la recalcification à outrance, les pointes de feu *loco dolenti*, l'immobilisation, fut sans aucun résultat.

Un examen aussi approfondi que possible, et un interrogatoire très serré me firent découvrir une pléiade de petits ganglions inguinaux et, comme anamnestiques, du psoriasis palmaire et plantaire, des maux de gorge, chute passagère des cheveux. Ne pouvant m'appuyer sur la réaction de Wassermann, recherche à laquelle le malade se refusa énergiquement, j'instituai le traitement par l'*Hectargyre*, qui ne fut pas supporté (stomatite après deux piqûres), puis par l'*Hectine* seule, à 0 gr. 20. Après dix piqûres, la malade semble absolument guérie, tout symptôme morbide ayant disparu totalement. La malade suit actuellement une deuxième cure de « sécurité ».

SYPHILIS AORTIQUE

Observation de M. le Dr Max Laforgue.

OBSERVATION LXXXIX. — *Artérite oblitérante sylvienne* : Hectargyre.

J'ai employé l'*Hectargyre* dans un cas d'*activité oblitérante sylvienne*, d'origine spécifique, avec céphalée nocturne très intense.

Le résultat a été tout à fait satisfaisant; au bout de trois semaines de ce traitement intensif, le patient a pu vaquer à ses petites occupations.

Observations de M. le Dr Molle.

OBSERVATION XC. — *Syphilis aortique* : Hectine.

J'ai obtenu avec les essais que j'ai tentés avec l'*Hectine*, des résultats très appréciables, principalement chez un malade atteint d'*accidents aortiques* où la syphilis était associée à de l'artério-sclérose : ce malade tolérait très mal le traitement hydrargyrique; il a été amélioré de façon inespérée par l'*Hectine*.

OBSERVATION XCI. — *Endocardite rhumatismale* : Hectine.

En *Ampoules A* à une jeune fille de 20 ans, atteinte d'*endocardite rhumatismale* ancienne et très grave, et dont les poumons sont, depuis une influenza récente, devenus suspects. J'injecte sans inconvénient une ampoule *Hectine* et deux de paratoxine en une seule seringue. La malade se déclara améliorée, mais le traitement n'est qu'à son début.

TUBERCULOSE

TUBERCULOSE ET SYPHILIS

Il ne faut pas oublier que l'*Hectine* a non seulement une action spécifique, mais qu'elle possède aussi des propriétés tonifiantes, comparables à celles du cacodylate, du méthylarsinate de soude, on peut les apprécier facilement chez des sujets anémiés et cachectisés par la syphilis ou toute autre affection. Aussi, en dehors de la syphilis et de ses diverses manifestations, l'*Hectine* trouvera un judicieux emploi dans tous les cas où l'arsenic est indiqué : *tuberculose, rachitisme, anémie, chlorose, grippe, leucémie, neurasthénie, diabète, asthme, chorée, maladies de la peau, paludisme, cachexie palustre,* etc.

Observations de M. le Dr Rehm.

(*Thèse, Paris,* 1910-1911.)

OBSERVATION XCII. — *Lupus du nez et gommes tuberculeuses de la face :* Hectine.

Mlle L..., 16 ans, vient le 18 décembre 1906 à la Polyclinique de l'hôpital Saint-Louis, pour un petit lupus de l'extrémité du nez datant de 3 ans, non ulcéré, s'étant développé chez une strumeuse présentant sur tout le cou, à droite et à gauche des cicatrices de gommes bacillaires guéries, présentant encore à gauche une grosse adénopathie bacillaire non ulcérée. Traitement de Billiet (à l'acide phénique).

7 janvier 1907 : Depuis dix jours, gomme tuberculeuse du sac lacrymal à gauche. Le nez est très amélioré.

8 août 1910 : A été traitée à la campagne pendant 3 ans. Actuellement, cicatrice de bistouri sur la joue gauche. Extrémité du nez rouge infiltré depuis 3 ans.

21 septembre 1910 : Refuse le traitement par les rayons X. Reviendra pour scarifications. Commence traitement : *Hectine,* 0 gr. 10, n° 10.

27 septembre 1910 : Réaction du doigt traité par les rayons X. Gonflement de la lésion sus-oculaire gauche. A eu 5 piqûres d'*Hectine.* Pas d'amélioration. Traitement : *Hectine,* 0 gr. 10, à continuer.

3 octobre 1910 : A eu 10 piqûres de 0 gr. 10. Au doigt, ulcération de radiodermite, l'état du nez est stationnaire, donc grande amélioration. Traitement : attente.

11 octobre 1910 : Etat du nez, le même. Celui de la joue est très bien. Au doigt, l'ulcération persiste.

Traitement : pansement humide du doigt : *Hectine,* 0 gr. 20, n° 10.

17 octobre 1910 : La joue est dans le même état, nez et doigt aussi. A eu 5 piqûres de 0 gr. 20. Traitement : continuer l'*Hectine.*

22 octobre 1910 : A eu 10 piqûres de 0 gr. 20 d'*Hectine.* Actuellement, la joue paraît guérie, le nez présente encore une partie violacée de 1 centimètre environ de circonférence et une zone rosée de 5 centimètres environ. Le doigt se cicatrise lentement.

OBSERVATION XCIII. — *Lupus de la joue :* Hectine.

G... J..., 28 ans, infirmière, vient consulter à la Policlinique le 2 septembre 1910. Elle présente à cette époque une éruption érythemato-squameuse datant de 18 mois sur la joue droite. Infiltration de tubercules pas absolument typiques, mais par place teinte sucre d'orge sous la lame de verre. A la partie antérieure, deux nodules gros comme de petites noix, saillants, rouges, paraissent avoir un contenu ramolli. Aspect de gomme tuberculeuse plutôt que de syphilis. Lupus probable.

Il y a deux ans, guérison d'une lésion analogue, sur la partie gauche du nez par des piqûres de biiodure.

On procède à un examen des yeux avant de commencer un traitement par l'*Hectine*. La malade présente du trichiasis et pannus cornéen d'origine trachomateuse. Fond de l'œil impossible à étudier, en raison des opacités cornéennes.

4 septembre 1910 : On commence l'*Hectine*, 0 gr. 10.

22 septembre : A eu 10 piqûres jusqu'au 14 septembre. Amélioration notable. Repos du 14 septembre au 6 octobre. A cette date reprend 10 piqûres d'*Hectine*, 0 gr. 10.

25 octobre : Depuis 8 jours, les piqûres d'*Hectine* sont terminées. Grande amélioration des lésions superficielles. Les gommes antérieures et supérieures se sont ouvertes. Traitement : *Hectine*, 0 gr. 10, n° 10.

Observation de M. le Dr Guiard.

(Annales des Maladies Vénériennes, n° 2, 1911.)

OBSERVATION XCIV. — *Affection pulmonaire considérée et traitée pendant deux ans par de nombreux médecins comme tuberculeuse, en réalité syphilitique, 16 ans après le chancre initial; Remarquable efficacité des injections d'huile grise; Après leur cessation, prompte récidive, accompagnée d'autres accidents caractéristiques, mais bientôt enrayée par la reprise du même traitement combiné avec des injections d'*Hectine; Alors augmentation de poids de 8 kg. en trois mois.*

M. N..., actuellement âgé de 44 ans, a contracté la syphilis en 1891. Pendant les quatre premières années, je l'ai soigné par les pilules de sublimé dont j'ai déjà donné la formule : cures successives de 200 pilules, à raison de 4 pilules par jour, alternant avec des suspensions de 15, 20 et 25 jours. De temps en temps, quelques légères manifestations cutanées ou linguales quand le traitement était interrompu depuis plusieurs semaines, disparaissant très vite quand il était repris.

De la 4ᵉ à la 7ᵉ année, deux cures annuelles seulement, de 200 pilules à titre préventif.

Au bout de 16 ans, le malade, qui ne conservait plus qu'un vague souvenir de sa mésaventure de jeunesse, est pris de toux persistante, avec légère élévation de température vespérale, anorexie et amaigrissement progressif. Le médecin de la famille, ancien interne du professeur Grancher, diagnostique une tuberculose au début, et conseille à M. N. de renoncer à sa profession pour vivre à la campagne et passer les hivers dans le Midi ou dans un sanatorium. Le malade, résigné, se soumet sans discuter et va successivement à Arcachon, à Angers, à Pau (sanatorium de Trespoez), aux environs de Tours, puis de nouveau à Angers, faisant dans chacune de ces localités des séjours de plusieurs mois. Partout, durant cette longue période comprenant les années 1907, 1908 et 1909, il est considéré par tous les médecins auxquels il s'adresse comme tuberculeux et traité en conséquence. Néanmoins, il continue de tousser et d'avoir un peu de fièvre le soir (38° à peine); son expectoration est presque nulle. Au début, les lésions pulmonaires, à la percussion et à l'auscultation, paraissaient localisées au sommet droit, puis elles ont descendu vers la partie moyenne, sous l'omoplate. Jamais rien à gauche. Depuis 1907, le malade se plaignait de douleurs dans la cuisse droite, douleurs exclusivement nocturnes, assez vives pour l'empêcher de dormir et résistant à tous les moyens dirigés contre elles. Il avait grand soin pourtant de rappeler à tous ses médecins qu'il avait eu autrefois la syphilis. Mais il recevait régulièrement la même réponse : « Guérissons d'abord l'affection « pulmonaire; il sera temps ensuite de nous occuper de l'autre « maladie ». En 1909, pour la première fois, le médecin d'Angers procède à l'examen bactériologique des crachats et n'y découvre aucun bacille; il n'en maintient pas moins le diagnostic de tuberculose. En novembre de la même année, le malade, avant de se rendre à Hyères pour y passer l'hiver, traverse Paris et revoit son médecin traitant ordinaire qui le trouve sensiblement mieux sans pour cela modifier en rien son premier jugement.

Arrivé à Hyères, il se met entre les mains du Dr Laure. Celui-ci, après l'avoir très attentivement suivi plusieurs semaines, émet un doute sur la nature tuberculeuse des lésions, doute basé sur l'absence constante des bacilles dans les crachats et sur la localisation des signes stéthoscopiques au centre et non au sommet du poumon, à droite exclusivement et non à gauche. Il se renseigne alors sur les antécédents et apprend que le malade a eu la syphilis, il y a plus de 18 ans, et a suivi, sous ma direction, un traitement de plusieurs années ; il demande la permission de m'écrire pour se concerter avec moi sur la meilleure ligne de conduite à suivre. Je m'empresse de lui répondre, en lui adressant mes félicitations les plus vives et les plus sincères, que je le crois dans le vrai, que sa perspicacité clinique va sans doute opérer un véritable miracle et rendre en quelques jours à la santé ce malade que tant de confrères avaient condamné et qui désespérait de jamais guérir. J'ajoute qu'il faut, à mon avis, sans aucune hésitation, instituer au plus tôt un traitement spécifique assez vigoureux pour être promptement décisif, qu'en pareil cas l'administration interne du mercure et de l'iodure ne m'inspire qu'une confiance très médiocre et qu'il me semble infiniment préférable de recourir d'emblée aux injections intramusculaires insolubles, en commençant par l'huile grise parce qu'elle est en général très facile à supporter, mais en se préparant, au besoin, si les résultats ne sont pas très rapides, à employer le calomel, malgré la réaction souvent très pénible qu'il provoque. Se conformant à ces indications, le Dr Laure entreprit aussitôt (février 1910), une série d'injections hebdomadaires d'huile grise. Dès la troisième, la toux et la fièvre avaient cessé; il n'y avait plus aucun malaise général; l'appétit et les forces revenaient à vue d'œil; la transformation tenait du prodige. Le traitement, composé de neuf injections consécutives, fut continué jusqu'au 23 avril 1910.

Le malade, complètement rétabli et n'ayant plus sujet de craindre que le séjour de Paris fût contraire à sa santé, revient s'y fixer de nouveau le 4 mai. Le 20 juin, il me rend visite et me déclare que décidément l'air de la capitale ne lui convient pas : depuis quelques semaines, il recommence à tousser, il ressent un malaise général qui va chaque jour en augmentant, il a le soir une légère élévation de température, enfin il mange moins bien. En outre, il se plaint d'un empâtement inflammatoire du mollet droit, avec tension considérable qui date de cinq ou six jours et le gêne beaucoup pour marcher. A l'examen direct, je constate, en effet, une tuméfaction très prononcée au niveau de laquelle la moindre pression du doigt cause une vive douleur. Il me signale encore un endolorissement des deux talons rappelant celui de la courbature, marqué surtout au réveil et tendant à disparaître sous l'influence du mouvement. Accessoirement enfin, il me montre une petite loupe qui s'est récemment développée sur le sommet du crâne. Je reconnais sans peine que cette prétendue loupe n'est autre chose qu'une gomme déjà ramollie dont les dimensions à la base sont à peu près celle d'une pièce de cinq francs, que la tuméfaction du mollet est aussi très probablement une lésion syphilitique et je n'hésite pas à penser que l'affection pulmonaire est en voie de récidive. Rien d'étonnant, d'ailleurs, dans ce réveil symptomatique, puisque, depuis deux mois, toute médication spécifique est interrompue. Il est donc formellement indiqué de recommencer une nouvelle série d'injections d'huile grise. Mais de plus, comme il est bien évident que nous nous trouvons en présence d'un processus morbide exceptionnellement tenace et menaçant, puisque son retour offensif se manifeste simultanément par des points très éloignés l'un de l'autre par des lésions d'une certaine gravité, j'estime qu'il est sage de faire contre lui flèche de tout bois et de lui opposer non seulement le mercure, sous l'une de ses formes les plus actives, mais encore l'iodure et même la médication arsenicale dont l'efficacité ainsi que l'innocuité sont aujourd'hui si bien établies. Je propose en conséquence une nouvelle cure par les injections d'huile grise et j'en fais neuf jusqu'au 17 août. En même temps, je prescris 3 grammes par jour d'iodure de potassium et, enfin, j'apprends à la femme du malade à faire elle-même des injections sous-cutanées d'*Hectine*, afin de réduire au minimum les dérangements et les frais occasionnés par le traitement. Jusqu'à la fin du mois d'août, l'*Hectine* a ainsi pu être employée, à la dose quotidienne de 0 gr. 20 par série de dix injections consécutives, suivies de suspensions de dix jours et recommencées à quatre reprises différentes.

Dès le 4 juillet (3e injection d'huile grise), la toux, la fièvre vespérale, la tuméfaction douloureuse du mollet avaient disparu et la gomme du crâne se réduisait à une saillie presque imperceptible.

Le 18 octobre, en rentrant de vacances, je revois le malade : bien qu'il se soit abstenu depuis un mois et demi de toute médication, il reste en parfaite santé et ne présente encore aucun indice de récidive. Son poids qui était en mai de 66 kilos, en juillet de 68, arrive maintenant à 75 kil. 900. Mais il se plaint de cet embonpoint qui l'incommode; il se sent à l'étroit dans ses vêtements et demande à maigrir.

Cependant, persuadé que la continuation longtemps prolongée d'un traitement énergique est indispensable pour empêcher de nouveaux accidents, j'entreprends une troisième série d'injections d'huile grise et je conseille en même temps de revenir à l'emploi de l'*Hectine*, par cures de dix jours consécutifs, à la dose quotidienne de 0 gr. 20, au moins une fois par mois.

Cette observation ne fournit évidemment aucun témoignage décisif en faveur de l'action curative antisyphilitique de l'*Hectine*. L'huile grise, à elle seule, avait une première fois triomphé en quelques jours d'un mal dont l'ancienneté semblait rendre la curabilité presque impossible. Contre sa récidive, il est hors de doute qu'elle aurait encore aussi bien réussi, même sans le concours de l'*Hectine*. Mais celle-ci, en des cas plus ou moins semblables, a permis également, sans mercure et sans iodure, d'obtenir des guérisons inespérées. Il ne pouvait donc être qu'avantageux pour le malade d'ajouter son action propre à celle de l'huile grise; c'était à coup sûr augmenter les garanties que chacune d'elles isolément était capable de lui assurer. Quant à la mesure exacte de leur efficacité respective, pour la déterminer avec quelque précision, il aurait fallu, lorsque les accidents s'étaient reproduits les combattre exclusivement par une cure d'*Hectine* de force et de durée suffisantes, puis, toute médication étant suspendue, attendre et voir si un retour offensif se manifesterait plus ou moins vite et sous une forme plus ou moins grave que la première fois. Sans doute, au point de vue scientifique, une telle expérience aurait été de nature à tenter notre curiosité. Mais le malade n'aurait certainement pas eu grand bénéfice à en retirer, tandis qu'il aurait eu chance, au contraire, d'en éprouver un dommage plus ou moins sérieux. Ses intérêts devaient passer avant toute autre considération.

Mais, au sujet de l'emploi thérapeutique de l'*Hectine*, d'autres questions se posent d'une certaine importance, par exemple celle de ses effets locaux et généraux physiologiques. Or, l'histoire de ce malade nous apprend, d'une part, que la réaction locale a toujours été sur lui presque insignifiante et ne s'est accompagnée ni d'indurations circonscrites, ni de douleurs immédiates ou différées dignes d'être signalées, d'autre part, que l'action générale ne s'est traduite par aucun phénomène d'intoxication. Le seul fait qui a paru en être la conséquence, c'est une augmentation de poids de 8 kilos en trois mois, de juillet à octobre 1910, c'est-à-dire sous l'influence des injections d'*Hectine*, alors que de février à avril 1910, sous l'influence de la première série d'injections d'huile grise, elle avait été seulement de 2 kil. 500. Il est donc permis d'en conclure que loin d'exercer des effets nuisibles sur l'économie, les injections d'*Hectine* semblent activer puissamment les échanges nutritifs et contribuer au rétablissement des forces et de la santé générale.

Observations de M. le Dr André Roblot.

OBSERVATION XCV. — *Tuberculose pulmonaire :* Hectargyre.

Homme de 55 ans, atteint de *tuberculose de prédominance fibreuse*, avec poussées paroxystiques hémyoptiques, à l'occasion de grippes ou de

refroidissements. Il eut la fâcheuse inspiration de contracter la syphilis. Son état général devint rapidement mauvais. Et bien que ces accidents syphilitiques eûssent été, dès l'abord, assez facilement jugulés
par des injections d'huile grise, il semblait qu'au fur et à mesure du
traitement mercuriel, sa vieille tuberculose se réveillât, à la faveur
d'une dépression qui devenait inquiétante.

Ce malade fut le premier soumis aux piqûres d'*Hectargyre A.*

Trois fois par semaine, il reçut au dispensaire des piqûres du produit, d'abord 6 piqûres d'*Hectargyre A*, puis 6 autres d'*Hectargyre B.*

Au bout d'un mois de ce traitement, mon malade était transformé :
il avait récupéré 2 kilos, toussait à peine, crachait peu, respirait libre-
ment, pouvait reprendre ses occupations de serrurier. Je voyais enfin
disparaître quelques syphilides papuleuses qui avaient précocement
apparu dix semaines après l'accident initial.

OBSERVATION XCVI. — *Syphilis et tuberculose :* Hectine.

Syphilitique de troisième année, suffisamment soigné, il eut en
janvier 1909, une grippe maligne qui ouvrit la porte à la tuber-
culisation du poumon.

Il s'agissait, non d'un cas de syphilis pulmonaire peut-être incon-
nue, mais bien d'une bacillose survenue, à titre de complication, chez
un syphilitique, puisque l'analyse des crachats révéla, en même temps
qu'éclataient des craquements au sommet droit, des bacilles dans les
crachats.

Peu après, à la faveur de l'amygdalite grippale qui avait fait de la
gorge du patient, un « *locus cuniaris resistentice* », des plaques muqueuses apparaissent sur les piliers du voile du palais.

En présence de cette double infection, je décidai de soumettre le
malade aux injections d'*Hectargyre A.*

A la troisième injection, les manifestations spécifiques de la gorge
étaient amendées. Je fis cependant six injections d'*Hectargyre;* puis,
comme les accidents syphilitiques paraissaient définitivement enrayés,
et que je me trouvais en présence des menaces d'une tuberculose de
seconde période, je m'en tins à l'*Hectine*, à raison de 3 injections
hebdomadaires *Ampoules B.*

Le malade reçut ainsi une première série de 12 piqûres de 0 gr. 20
d'*Hectine*, soit un mois de traitement à l'*Hectine*. Au bout de cette
première série, son état général et même local était considérablement
amélioré. La fièvre vespérale avait cédé; la toux avait à peu près
disparu. Le poids s'était élevé de 2 kilos. La perméabilité pulmonaire
revenait.

Quinze jours de repos et le malade reçut une seconde série de
12 injections d'*Hectine*, puis une troisième, après laquelle je lui donnai
son *exeat*, le considérant comme guéri.

J'ai revu ce malade trois mois après. Il était en parfait état.

OBSERVATION XCVII. — *Tuberculose fébrile :* Hectine.

Mon troisième malade est un cas de *tuberculose pulmonaire fébrile
pure*, en plein état de caséification, chez qui, d'ailleurs, la syphilis
n'avait rien à voir, mais que je soumis de mon chef aux injections
d'*Hectine*, dans le seul but de le soumettre à une médication arsenicale, à la fois intensive et non dangereuse. L'*Hectine* fut le seul
médicament qui parvint, ainsi, après échec de tous les autres, à régu-
lariser sa température.

Je vous demande la permission d'écourter son observation. Je
considère qu'elle fait partie d'une série d'essais que je poursuis actuellement dans l'application de l'*Hectine* au traitement des tuberculoses fébriles.

Je possède déjà, tant en clientèle qu'au dispensaire, un ensemble
de résultats des plus encourageants, qui font que je me demande aujourd'hui si l'*Hectine*, médication arsenicale intensive, ne jouirait pas
d'une action quasi-curative vis-à-vis des tuberculoses subaiguës.

Il y a là une voie nouvelle où je me suis engagé et où je recueille
peu à peu des éléments qui feront l'objet d'un travail d'ensemble.

Dès maintenant, je conclus : 1° que vis-à-vis de l'infection par le tréponème pâle, l'*Hectine*, et surtout je crois, l'*Hectargyre*, jouit d'une puissance au moins égale à celle des plus notoires mercuriaux, fût-ce le calomel ou l'huile grise; 2° que l'*Hectargyre* leur doit être préféré, en raison de son innocuité et de l'analgésie de son administration ; 3° que l'*Hectine*, en plus de sa spécialité antisyphilitique, est peut-être un antitoxique vis-à-vis du bacille de Koch.

Observation de M. le Dr Heins.

OBSERVATION XCVIII. — *Tuberculose et syphilis* : Hectine.

L'*Hectine* a été employée chez une cliente fortement déprimée et amaigrie, avec toux opiniâtre, me faisant craindre des accidents prétuberculeux et qui, actuellement, est superbe comme santé, comme engraissement et comme coloration.

L'*Hectargyre* m'a donné un succès contre des accidents syphilitiques dans un cas où l'huile grise, administrée depuis plusieurs mois, n'était pas arrivée à supprimer une *hyperostose frontale tertiaire*.

Observation de M. le Dr de Rouanet.

OBSERVATION XCIX. — *Tuberculose et syphilis* : Hectine.

J'ai utilisé l'*Hectine* et l'*Hectargyre* chez *deux syphilitiques*, et le résultat a dépassé nos espérances. Les ampoules d'*Hectine* furent injectées à un jeune homme qu'un malencontreux traitement aux pilules de proto-iodure d'hydrargyre (ordonnées par un pharmacien), avait mené aux portes du tombeau. Dès la huitième piqûre, le poids était remonté dans des proportions surprenantes et l'état général s'était relevé de même. Les accidents secondaires avaient disparu et l'engorgement ganglionnaire s'était résorbé.

L'*Hectargyre* fut employé dès l'apparition d'un chancre induré, chez un homme de 41 ans, et en quelques jours, toute trace de l'affection s'atténua et s'effaça, à mon étonnement.

Observation de M. le Dr Gesland.

OBSERVATION C. — *Neurasthénie spécifique* : Hectargyre.

Les résultats obtenus avec une boîte d'*Ampoules d'Hectargyre* ont été remarquables : les injections sont *absolument indolores*, l'un des sujets, vieux syphilitique depuis plus de dix ans, a vu ses facultés intellectuelles, sa puissance de travail revenir au bout d'une seule série de piqûres.

L'autre a vu s'évanouir ses plaques muqueuses et sa dysphagie dès *la troisième piqûre*.

Observation de M. le Dr Gabel.

OBSERVATION CI. — *Neurasthénie.*

J'ai employé l'*Hectargyre* pilules que vous m'avez envoyé, dans un cas un peu particulier, étant donné qu'il ne relevait que d'un *état neurasthénique*, d'origine spécifique ancienne sans aucune complication.

Une amélioration manifeste s'est produite dans l'état général à la dose d'une pilule par jour ; d'autre part, je crois devoir particulièrement insister sur la parfaite tolérance du tube digestif à l'égard de l'*Hectargyre*. Il n'a été constaté aucun trouble du côté de l'estomac, pas de coliques, régularisation parfaite des fonctions intestinales.

La forme pilulaire présente donc un mode d'administration très sûr et à laquelle on reviendra probablement un jour, après la vogue des injections qui me semblent plutôt indiquées pour des cas particuliers que comme méthode générale.

Observation de M. le Dr A. Lartigue.

OBSERVATION CII. — *Troubles nerveux non syphilitiques* : Hecline.

J'ai employé l'*Hecline* et l'*Hectargyre* :

Un demi-flacon d'*Hecline* à 30 gouttes par jour au plus, à la femme d'un confrère, intolérante aux cacodylates, atteinte de *polyurie simple,* herpès mensuel et névralgie violente, périodique aussi, alternant entre l'estomac et les grands troncs nerveux des membres. La malade s'est bien trouvée du médicament. Son appétit et son état général se sont relevés ; les crises douloureuses et même la polyurie ont été notablement atténuées. Détail intéressant : l'*Hecline* a provoqué un développement appréciable et persistant de la poitrine, que de nouvelles observations pourraient confirmer.

PALUDISME

L'*Hectine* détruit non seulement les Tréponèmes, mais aussi l'Hématozoaire de Laveran, si bien qu'elle constitue un excellent succédané de la quinine, le meilleur croyons-nous.

Elle coupe rapidement les accès fébriles des paludéens tout en combattant énergiquement la cachexie palustre. On l'administre aux mêmes doses que dans la syphilis, c'est-à-dire à 0 gr. 20 tous les jours ou 0 gr. 40 tous les deux ou trois jours. Nous ne reproduisons ici qu'une seule observation, ayant consigné les autres dans une brochure spéciale, *Traitement du Paludisme par l'Hectine*, que nous tenons à la disposition des médecins.

Observation de M. le Dr Rehm, de Saïda.

OBSERVATION CIII. — *Paludisme.*

Mlle M..., 19 ans, aucune atteinte antérieure de paludisme, arrivait en France il y a 6 mois. Amenée à ma consultation la première fois le 25 novembre 1910, pour des fièvres à type nettement intermittent avec frisson initial, et datant du 10 novembre. Etat général peu satisfaisant, amaigrissement, inappétence. Teint jaunâtre typique. Langue bonne. Rien aux organes, sauf une hypertrophie de la rate, d'ailleurs légèrement douloureuse. Le diagnostic de paludisme s'imposait. L'étiologie pouvait résider dans ce fait que la famille M... habitait une maison dans une rue en voie de percement, où l'on exécutait des travaux de terrassement. Un tuyau d'égout crevé durant ces travaux, avait donné passage aux eaux qui stagnèrent quelques jours à cet endroit, sous un soleil encore très chaud. De nombreux moustiques furent remarqués à la suite dans les deux ou trois maisons environnantes.

1° Injection d'*Hectine Ampoules B*, le 25 novembre.

Accès très légers le 26, beaucoup moins intenses, que les précédents.

2° Injection le 27.

3° Injection le 29.

Depuis, aucun accès; j'ai revu la malade le 12 décembre, l'état général est excellent, l'appétit est totalement revenu, le teint subictérique a complètement disparu et la rate a repris son volume normal.

Dans ce cas, on ne peut invoquer l'action de la quinine, la jeune M... n'en ayant jamais absorbé.

FIEVRE DE MALTE

Observation de M. le Dr Narich.

OBSERVATION CIV. — *Fièvre de Malte.*

J'ai utilisé votre *Hectine* dans deux cas de *fièvre de Malte* (maladie très commune dans l'Hérault et le Gard), et je n'ai qu'à m'en louer. L'*Hectine*, en effet, abaisse considérablement la fièvre des Maltais, et relève les forces du malade.

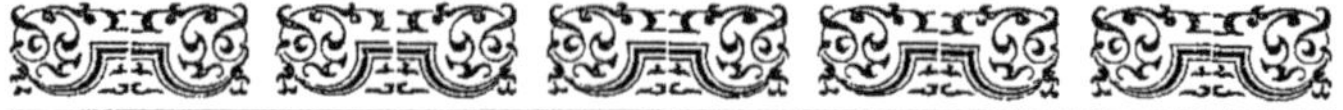

CONCLUSIONS

1. — HECTINE

1° L'expérience et la clinique ont démontré que l'*Hectine* est de beaucoup le moins toxique, le plus maniable et le mieux toléré de tous les dérivés arsenicaux antisyphilitiques actuellement connus.

Ses propriétés spécifiques sont aujourd'hui nettement établies; la preuve en est fournie par les multiples cas de guérison de syphilis obtenus en très peu de temps, dix à vingt jours, avec ce nouveau corps, chez des malades traités auparavant sans succès, depuis plusieurs années, par le mercure et l'iodure de potassium.

Le traitement par l'Hectine seule peut triompher des accidents de la syphilis à toutes ses périodes. On peut l'employer d'emblée d'une manière systématique. On peut aussi s'en servir chez des sujets devenus intolérants pour le mercure ou pour l'iodure de potassium. Dans le cas contraire, on peut avec avantage instituer des médications mixtes avec ces deux spécifiques associés à l'Hectine.

Il ne faut pas oublier que ce nouveau corps a non seulement une action spécifique, mais qu'il possède aussi des propriétés tonifiantes, comparables à celles du cacodylate, du méthylarsinate de soude, on peut les apprécier facilement chez des sujets anémiés et cachectisés par la syphilis ou toute autre affection. Aussi, en dehors de la syphilis et de ses diverses manifestations, l'*Hectine* trouvera un judicieux emploi dans tous les cas où l'arsenic est indiqué : *tuberculose, rachitisme, anémie, chlorose, grippe, leucémie, neurasthénie, diabète, asthme, chorée, maladies de la peau, paludisme, cachexie palustre*, etc.

L'Hectine est très soluble dans l'eau; 1 centimètre cube suffit pour injecter 0 gr. 20 du corps; ces solutions aqueuses, une fois stérilisées, se conservent indéfiniment sans la moindre altération; on peut l'administrer soit par la voie intramusculaire ou sous-cutanée, soit par la bouche.

Grâce à sa *constitution moléculaire spéciale,* elle ne se fixe pas ou très peu sur les centres nerveux; si bien que, tout en étant très peu toxique, elle est admirablement tolérée et *sans action sur l'œil normal.*

L'*Hectine* joue, par rapport à la médication arsenicale, le rôle que jouent le benzoate de mercure, l'oxycyanure de mercure (c'est-à-dire les sels de mercure solubles ne précipitant pas l'albumine) par rapport à la médication mercurielle soluble.

2° Elle se localise de préférence dans les muscles et la peau. Cette prédilection pour certains tissus rend compte de la rapidité avec laquelle les lésions cutanées s'arrêtent dans leur évolution, s'affaissent, se résorbent et s'épidermisent.

3° Ingérée sous la forme de gouttes ou de pilules, elle est parfaitement tolérée par le tube digestif et agit bien, sous cette forme, grâce à sa stabilité.

L'*Hectine* ne précipitant pas l'albumine, son injection n'est pas douloureuse; elle ne produit aucun trouble local, ni empâtement, ni rougeur; elle ne modifie pas le rythme cardiaque. L'injection peut être faite sans prendre aucune précaution (sauf, bien entendu, celles d'asepsie), soit sous la peau, soit mieux dans les muscles. *Elle ne nécessite aucun repos du malade, qui n'est nullement gêné ni incommodé en quoi que ce soit, dans ses occupations, par ce traitement.*

4° Cette propriété la rend commode pour faire des injections au voisinage des lésions circonscrites, et permet notamment, de tenter avec facilité le traitement abortif de la syphilis, tel que le préconise le Professeur Hallopeau.

5° Pendant le traitement, le nombre des globules rouges et blancs du sang augmente, ainsi que sa teneur en hémoglobine. De plus, l'état général s'améliore visiblement et les forces se rétablissent.

6° L'action curative de l'*Hectine* est remarquablement rapide :

A la période primaire : sur le chancre induré quels que soient son type et son siège;

A la période secondaire : sur les éruptions cutanées ou muqueuses, sur les symptômes généraux et la céphalée en particulier;

A la période tertiaire : sur les lésions superficielles ou profondes des différents organes ou tissus, qu'elles présentent le type gommeux, ulcéreux ou scléreux, et sur les accidents nerveux.

7° L'action est plus lente à se manifester dans les cas de syphilides papuleuses lenticulaires, miliaires et psoriasiformes, qui nécessitent une cure plus intense et plus prolongée.

8° Elle donne des résultats dans des affections para-syphilitiques (*tabès, myélites, hémiplégie, syphilis cérébrale, migraines et céphalées spécifiques,* même *paralysie générale,* etc.) contre lesquelles l'on avait jusqu'ici de grandes difficultés.

9° Comme elle est soluble et par suite rapidement absorbée et éliminée, les doses massives sont inutiles. Pourtant, grâce à la faible toxicité de l'*Hectine,* des doses très fortes (0 gr. 40 à 0 gr. 60) ont pu être injectées sans inconvénient.

10° En ingestion, comme en injection, il convient, chez l'adulte, d'administrer 0 gr. 10 d'Hectine tous les jours, ou mieux, 0 gr. 20 tous les deux jours comme doses moyennes.

Comme doses fortes, on peut injecter 0 gr. 20 tous les jours (*Ampoules B*).

Chez l'enfant, on peut employer des doses de 0 gr. 03, 0 gr. 05 et même 0 gr. 10, selon l'âge, en ingestion ou en injection.

Chez le nourrisson, les doses de 0 gr. 01 à 0 gr. 03 par jour, semblent suffire pour commencer le traitement.

11° Quel que soit le mode d'administration employé, on fera une cure de 2 grammes en moyenne. Elle pourra être portée à 3 grammes dans les cas de syphilis maligne ou rebelle.

12° La perception pour un malade en traitement, de brouillards devant les yeux avec diminution nette de l'acuité visuelle ou de bourdonnements d'oreilles, commande la suspension du médicament.

On agira avec prudence chez les vieux artério-scléreux.

13° Si l'on veut recourir, pour diverses raisons, par exemple, en cas d'échec ou de récidive après traitement par l'Hectine pure, au traitement mixte, on peut instituer la méthode arsénicomercurielle :

Soit en faisant alterner, tous les deux jours, les injections d'Hectine avec les injections d'un sel mercuriel soluble, le benzoate, par exemple;

Soit en injectant l'Hectine tous les deux jours et en faisant une injection de 0 gr. 05 d'huile grise par semaine:

Soit en employant l'*Hectargyre*.

L'*Hectine* détruit non seulement les tréponèmes, mais aussi l'hématozoaire de Laveran, si bien qu'elle constitue un excellent succédané de la quinine, le meilleur, croyons-nous.

Elle coupe rapidement les accès fébriles des paludéens, tout en combattant énergiquement la cachexie palustre. On l'administre aux doses de 0 gr. 20 centigr. tous les jours, ou tous les deux jours, ou 0 gr. 40 centigr. tous les trois jours.

II. — HECTARGYRE

1° L'Hectine a la propriété de se combiner avec différents sels mercuriels. L'*Hectargyre* est la combinaison que l'Hectine forme avec l'oxycyanure de mercure (1).

2° L'association de ces deux spécifiques ainsi combinés permet de faire un traitement intensif de la syphilis. L'Hectargyre, en effet, trouve sa principale indication dans certains cas de syphilis malignes précoces ou présentant des éruptions cutanées rebelles, et dans la syphilis tertiaire

3° Il est toléré par le tube digestif, et en injection, il ne provoque ni induration ni inflammation. La douleur consécutive est en général minime.

4° Les injections doivent toujours être pratiquées dans les muscles fessiers.

---

(1) Bien que l'*Hectargyre* soit indolore ou peu douloureux, certains malades pusillanimes se plaignent de douleurs après l'injection; dans ces cas on pourra faire des injections d'*Hectine* ou des ingestions buccales de ce corps et une injection par semaine d'huile grise. Ou bien on donnera tout simplement de l'*Hectargyre* par la bouche.

Les précautions aseptiques étant prises, on fera ces injections dans les régions fessières situées au-dessous d'une ligne horizontale passant par l'extrémité supérieure du sillon interfessier; on choisira les endroits les plus musclés et l'on changera de place pour chaque injection. Les piqûres seront faites perpendiculairement à la peau, *aussi profondes que possible,* en enfonçant l'aiguille de toute sa longueur; l'injection sera faite en un seul temps, puisqu'il n'y a aucune crainte d'embolie avec l'Hectargyre. En procédant ainsi on a des injections peu douloureuses, souvent indolores, en tout cas moins douloureuses qu'avec les sels de mercure solubles ordinaires. Ces injections d'*Hectargyre* ne produisent aucun trouble local ou général et ne gênent en rien le malade dans ses occupations.

L'*Hectargyre* se prête très bien aux injections intraveineuses.

5° L'Hectargyre comporte les mêmes modes d'administration et la même direction de traitement que l'Hectine pure. L'absorption du mercure réclame des soins minutieux de la bouche et l'abstention du tabac sous toutes ses formes.

6° Les contre-indications sont les mêmes que pour l'Hectine. S'il survenait, au cours du traitement, des phénomènes anormaux, troubles des organes des sens, ou stomatite, on suspendrait la médication.

BIBLIOGRAPHIE

PRINCIPALES PUBLICATIONS RELATIVES A L'*HECTINE*

Balzer et Mouneyrat. Traitement de la syphilis par un nouveau dérivé arsenical. *Société médicale des Hôpitaux de Paris,* 4 juin 1909.

Balzer, Mouneyrat et Maillet. Syphilide tuberculeuse très étendue avec éléphantiasis traitée par l'Hectine. *Bulletin de la Société française de Dermatologie et de Syphiligraphie,* janvier 1909, p. 234.

Balzer. Posologie de l'Hectine et de l'Hectargyre dans le traitement de la syphilis. *Presse Médicale,* n° 31, 1910.

Barbier. Traitement arsenical de la syphilis. *Médecine moderne,* n° 2, 1910.

Dive. Contribution à l'étude du traitement de la syphilis par l'Hectine et l'Hectargyre. *Thèse de Paris,* 1910-1911.

Ehlers. Moderne antisyphilitisk Arsenikbehandlung Forhistorie. *Sartryk af Ugeskrift for Læger,* n° 48, 1910.

Fouquet. Traitement abortif de la syphilis. *Journal de Médecine interne,* 1910.

Fouquet. Action tréponémicide de l'Hectine. *Bulletin de la Société française de Dermatologie et de Syphiligraphie,* n° 4, avril 1910, p. 104.

Filaretopoulo. Traitement du Tabès par l'Hectine. *Courrier Médical,* février 1911.

Fage et Le Blaye. Traitement local du chancre syphilitique. *Progrès Médical,* n° 2, 1911.

Guiard. L'Hectine dans le traitement de la syphilis. Action curative et action abortive. Effets locaux et effets généraux. *Annales des maladies vénériennes,* n° 2, 1911.

Gaucher, Druelle et Jacob. Syphilis maligne précoce avec intolérance absolue du mercure, traitée avec succès par l'Hectine. *Bulletin de la Société française de Dermatologie et de Syphiligraphie,* n° 7, juillet 1910, p. 177.

Hallopeau. Sur un nouveau traitement abortif de la syphilis. *Section Lilloise du Congrès de l'Association française pour l'avancement des sciences,* 2 août 1909; *Gazette des Hôpitaux,* 1909, p. 1099.

HALLOPEAU. Traitement abortif local de la syphilis. *Bulletin et mémoires de la Société de Médecine de Paris*, séance du 29 janvier 1910; *Revue Clinique*, 1er septembre 1909, p. 201.

HALLOPEAU. Sur un traitement abortif de la syphilis. *Bulletin de l'Académie de médecine*, séance du 31 mai 1910; *Bulletin de la Société française de Dermatologie et de Syphiligraphie*, 4 novembre 1909, p. 369.

HALLOPEAU. Note additionnelle à la communication du 31 mai sur un nouveau traitement abortif de la syphilis. *Bulletin de l'Académie de médecine*, 12 juillet 1910.

HALLOPEAU. Technique des injections locales d'Hectine dans le traitement abortif de la syphilis. *Journal de Médecine interne*, 10 août 1910.

HALLOPEAU. L'Hectine ou le 606 dans le traitement abortif de la syphilis. *Bulletin de l'Académie de médecine*, 4 octobre 1910.

HALLOPEAU. Valeur comparée de l'arsenic et du mercure dans le traitement de la syphilis. *Bulletin de l'Académie de médecine*, 15 novembre 1910.

HALLOPEAU. Données nouvelles sur le traitement abortif de la syphilis par l'Hectine. *Bulletin de l'Académie de médecine*, 17 janvier 1911.

HALLOPEAU. Le traitement abortif de la syphilis. *Bulletin général de Thérapeutique*, 5 février 1911.

HALLOPEAU et FOUQUET. Traité de la syphilis. J.-B. Baillière, éditeur, Paris, 1910.

JOLTRAIN. Injections intraveineuses d'Hectine. *Presse Médicale*, 1910.

MARTINET. La médication arsenicale. *Presse Médicale*, 9 juillet 1910, p. 531.

MILIAN. Gomme syphilitique ulcérée à la base du cou. Penostoses syphilitiques des tibias. Syphilis gommeuse du foie. Traitement par l'Hectine. Guérison. *Société médicale des Hôpitaux de Paris* et *Progrès Médical*, janvier 1910.

MILIAN. De la médication arsenicale dans le traitement de la syphilis. *Journal médical français*, 1910.

A. MOUNEYRAT. Arsenic et syphilis. *Journal de Médecine interne*, nos 26 et 28, 20 septembre et 10 octobre 1910.

REHM. Etude thérapeutique de l'Hectine Rœhm. *Thèse de Paris*, 1910-1911.

ROQUES. Action des Composés arsenicaux récents dans la thérapeutique du Paludisme. *Thèse de Toulouse*, 1911.

SCHOULL. L'Hectine et l'Hectargyre dans le traitement de la syphilis. *Courrier Médical*, 1911.

SERIN. L'Hectine dans la syphilis. *Revue Médicale*, 1911.

MODERNE IMPRIMERIE, 9, RUE ABEL-HOVELACQUE, PARIS.